KB003870

고정관념을 깨면
암은 정복된다

고정관념을 깨면 암은 정복된다

한의학 박사 이승혁 지음
(강북 제세한의원 원장)

건강다이제스트社

추천사

암 치료의 새로운 패러다임 열다!

조종관 교수
(대전대학교 부속 한방병원 동서암센터 소장)

2000년 전 한의학 고전에서부터 이미 암의 원인과 치료방법들이 다양하게 기록되어 있는 것을 보면 암과의 전쟁은 인류 역사의 시작과 그 궤를 같이한다고 볼 수 있을 것이다.

인류의 생명을 위협하는 각종 질환들이 시대마다 창궐했지만 인간의 지혜는 그로부터 탈출하는 방법들을 찾아내어 오늘에 이르고 있다.

하지만 아직 암은 우리 인류가 해결하지 못하고 있는 난치병 중 가장 인간의 생명을 위협하는 질환 중 하나로 남아있다.

동서양을 막론하고 암의 예방과 치료에 대한 연구가 활발히 진행되고 있음에도 불구하고 아직 그 해결책이 나오지 못하고 있는 현실은 어쩌면 암을 바라보는 시각이 서양의학 일변도로 치우쳐 있는 부분이 큰 원인이 될 수 있다고 볼 수 있다.

즉 공격일변도의 서양의학적 치료는 암을 국소적 질환으로 보고 암 자체만을 공격하여 종괴를 축소시키는 것만이 치료의 중요한 기준이 되고 있다.
하지만 암은 분명히 암 자체로만 존재하지 않고 몸 속에 더불어 있는 것이므로 암을 가지고 있는 몸도 함께 고려하는 치료가 이루어져야 한다.
그러기 위해서는 암을 바라보는 시각의 변화가 우선시되어야 함은 물론이다. 즉 암은 국소질환이라기보다는 전신질환이라는 사고의 전환이 필요하다. 이런 사고 위에서 형성된 치료법이 한의학적인 암 치료의 기본이다.
이승혁 박사는 일찍이 상해중의약대학과 북경의 중의연구원 부속 광안문병원 종양과에서 박사학위를 마친 국내에서는 드문 한방 종양 전문가이다.
이승혁 박사가 이런 현실적인 바탕 위에서 그동안의 연구와 임상을 통해 느낀 바를 "고정관념을 깨면 암은 정복된다"라는 책으로 엮었다.
본서는 몸 전체를 바라보는 한의학적인 사고를 바탕으로 몸에는 이롭고 암에는 불리한 각종 요소들을 한의학적 혹은 자연과학적인 접근방식으로 쉽게 설명하고 있다.
한의학에서의 종양치료는 서양의학적인 치료와 병용, 혹은 단독으로 시행되는데 병용 시에는 부작용 감소와 면역증강을 목표로 하며 단독으로 사용 시에는 종양의 전이재발 억제를 목표로 할 수 있다.
이 책에서는 이런 부분들, 즉 한방 단독 혹은 서양의학적인 치료와의 병용치료를 통해 궁극적으로 전이 재발 예방과 삶의 질 향상이라는 목표를 달성할 수 있는 각종 방법들이 상세히 설명되어 있으므로 본서는 종양에 관심이 있는 모든 사람을 포함한 환자 혹은 그 가족들에게 유용한 지침서가 될 것으로 확신한다.

암 치료
이젠 달라져야 한다!

암을 전공한 지도 10년이 넘어가는 시점이 된다.
처음엔 자의반 타의반으로 시작되었던 출발이었고, 마음 한구석에는 너무도 막연해서 갈등이 심한 적도 있었다.

하지만 중국에서 공부할 기회를 가지면서부터 나도 모르게 점점 암에 대해 빠져들고 말았다. 특히 중국에서 처음 암병동을 방문하던 날의 충격은 아직도 잊을 수 없다.

말기 암환자들이 보통 사람같은 체중을 유지한 채 편안 표정을 지어보이고 있었으며, 자신이 어느 어느 부위에 암이 발생하여 지금 상태는 어떠 어떠하다고 웃으면서 설명해 보이던 그 할아버지도 잊을 수가 없다.

외국에서 이 어려운 공부를 하러 왔냐면서 열심히 연구해서 환자들을 도와주라고 당부까지 해주던 환자들...

말기 암환자에게서 그런 여유가 어디서 나올까?

나에게 암을 없앨 수 있는 힘이 있는지 없는지 모르지만 암환자에게 이런 여유를 찾아줄 수는 있지 않을까 생각했었다.

그리고 지금 돌이켜보면 암이라는 병은 깊이 들여다보면 볼수록 이런 여유와 관계가 깊은 병이라고 생각된다. 특히나 현재까지 개발된 약물로는 도저히 암을 정복할 수 없다는 결론은 이미 어제 오늘의 뉴스가 아니다. 계속 새로운 약물이 개발되고 있지만 새로 개발되는 약물들도 개념이 획기적으로 변하지 않는 한 부작용의 폐해를 벗어나지 못할 것이다.

환자들은 어쩔 수 없이 고통받는 치료로 내몰릴 것이고, 그런 치료로 인한 피해를 미리 알려주는 장치도 현재로서는 없는 실정이다.

하지만 이젠 달라져야 한다. 그리고 그 방법은 오히려 생활 속에서 찾을 수 있고, 자연 속에서 찾을 수 있다. 암도 관리하는 병으로 인식만 바꾸면 오히려 치료법에 접근하기가 쉬워진다.

그리고 그런 근거는 이미 과학적으로 증명되었다. 하지만 아직도 옛 방식에 안주하여 환자들에게 진실을 감추고, 비인간적인 치료 행태가 계속되어지고 있어서 안타깝다.

이러한 접근은 비단 중국에서만 아니라 유럽과 미주에서도 급속히 공감을 얻어가고 있는 실정이지만 유독 우리나라만 좋은 전통을 살리지 못하고 있다.

별 내세울 것도 없는 지식이지만, 많은 환자와 그 가족들과 공유하고 싶어서 글을 쓰게 되었다. 암은 완치는 힘들지만 관리는 할 수 있다. 그리고 그것은 의사보다 본인의 인식과 의지가 더욱 중요한 것이다.

아무쪼록 이 책을 통하여 암환자와 가족들의 인식변화가 일어났으면 좋겠다. 그리하여 암으로 인한 공포와 스트레스에서 조금이라도 벗어났으면 좋겠다.

더 바란다면 양방의사 선생님들의 인식도 변했으면 하고 바란다. 그렇게 되면 대한민국의 의료환경도 더 나은 방향으로 바뀔 것이라 믿고 있기 때문이다.

2004년 입춘 길음동에서

이 승 혁

CONTENTS

목차

CONTENTS

제 3 장

한방요법 활용하면 인체를 다시 살릴 수 있다

목차

제 4 장

잘 걸리는 9대 암 한방으로 효과보는 법

제1장

고정관념을 깨면 암은 정복된다

암에 대한 서양의학의 접근

방법은 한계에 다다랐다.

지금 이 시점에서 가장

시급히 개선해야 될 점은

치료방법의 개선은 물론

암을 바라보는 우리의 관점도

분명 바뀌어야 한다는 것이다.

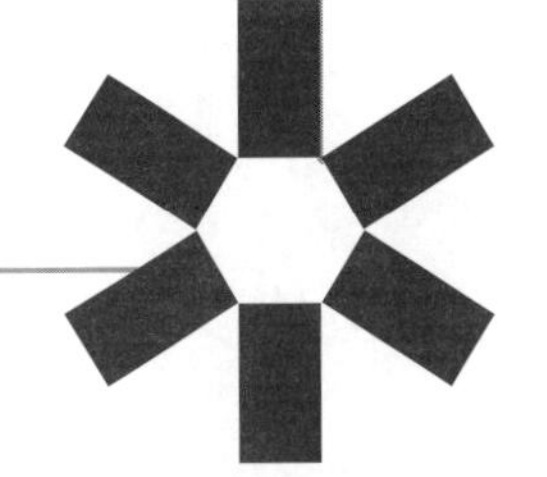

암을 바라보는
시각을 바꾸자

암에 대한 기존의 시각은 완전히 바뀌어야 한다.

암에 대한 서양의학의 접근 방법은 한계에 다다랐다. 치료방법 개선은 물론이고 암을 바라보는 관점을 바꾸어야만 한다. 그것이 그동안 암에 대해 오랜 시간 연구하고, 암을 고칠 수 있다는 여러 서적들의 분석, 그리고 임상을 하면서 환자로부터 얻은 나름대로의 결론이다.

필자는 지금도 확실한 방법이 없어 불안에 떨면서 고통의 투병생활을 하는 환자들과 그 가족들에게, 나름대로 객관적인 길을 제시해 보고자 하는 것이 이 글을 쓰는 목적이다.

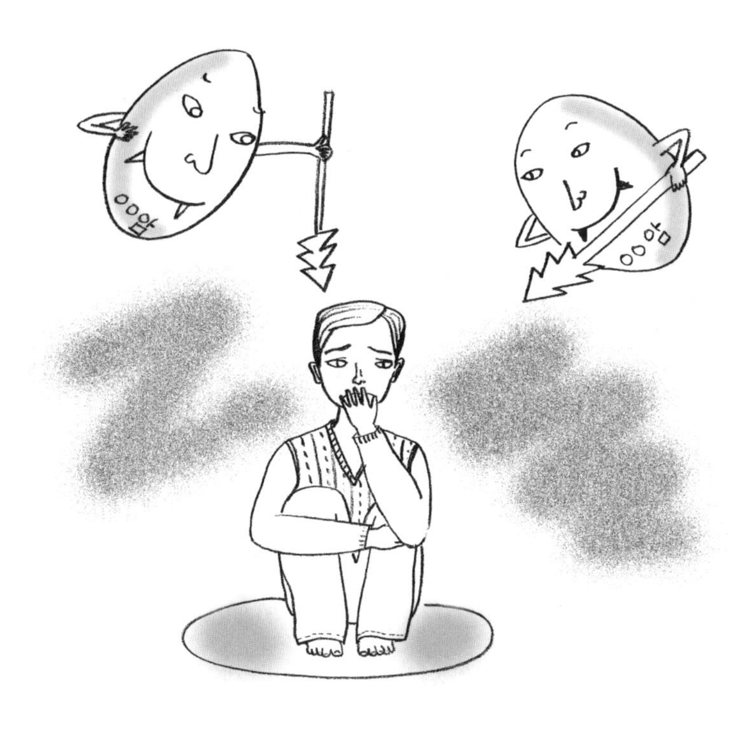

유전자의 상처가 암의 근본적인 발병 원인

현재 암은 81년 이후 세계적으로 사망원인 1위를 차지하고 있을 만큼 인류의 생명을 위협하는 무서운 질병이다. 특히 다른 질병에 비해 육체적, 정신적 고통이 심하여 환자 본인은 물론 주위 가족에게도 심한 공포를 준다. 통계에 의하면 우리나라에서도 매년 약 5만 명이 암으로 인해 사망한다고 한다.

세계적으로 암 발병률이 급속도로 증가하고 있는 것은 문명이 발달하면서 환경공해가 심해졌고 발암물질의 종류나 접촉기회도 많아졌기 때문이다. 또 평균수명이 연장되어 암에 걸리는 노인 인구가 증가되었고, 진단기술의 발달로 발견 환자의 수가 증가된 것도 원인 중의 하나이다.

암은 모든 악성종양의 총칭으로 손·발톱과 모발을 제외하고는 모든 부위에서 생길 수 있다.

암의 근본적인 발병은 유전자의 상처에서부터 시작한다. 이를 유전자의 변이라고 하는데 우리 몸에서는 상처난 유전자를 치료해주는 자동수리 기능이 있다.

수많은 발암 인자에도 불구하고 모두 암에 걸리지 않는 이유는 이러한 자동수리 기구, 즉 면역기능에 의하여 수리 복원되기 때문이다. 그러나 이 자동수리 기구의 작동이 원활하지 못하여 상처난 유전자를 복원시키지 못하면 암세포로 발전하게 되는 것이다.

유전자에 상처를 입혀 암을 발생시키는 발암인자로는 일반적으로 음식독, 담배, 화학물질, 환경공해, 운동부족, 스트레스, 산소부족 등을 들 수 있으며, 전자파, 자외선, 방사선 등이 암을 일으킨다고 보는 것이 의학계의 통설이다. 생각해보면 우리는 항상 발암인자에 노출되어 있고 누구에게나 인체 내에 발암인자가 존재하고 있다. 하루에도 수십차례, 수백차례 발생하는 유전자 변형을 면역기능이 그때그때 바로잡아 주어 암세포로의 발전을 막는 것이다.

앞에서 열거한 발암인자 중에서 스트레스에 관한 견해를 살펴보면 흥미롭다. 암 연구로 노벨상을 수상한 바르부르그 박사는 암의 발병을 이렇게 설명하고 있다.

"우리가 강한 정신적 충격을 받으면 호흡이 얕아지면서 생체조직 중의 탄산가스가 많아지는 현상이 생기는데 이렇게 되면 체내에 산소 공급이 적어져 암세포가 발생한다."

또한 보스턴 대학의 록크 박사는 "스트레스를 잘 풀지 못하는 사람은 세포 면역력이 약해진다."고 지적하였다. 면역력이 떨어지면 암이 그만큼 발병하기 쉬운 것이다.

현대사회에서 스트레스는 만병의 근원이라 할 정도로 건강을 위협하는 요인으로 작용하고 있다. 고도성장과 발달을 지향하는 현실에 비추어 볼 때 스트레스에서 자유로운 사람은 거의 없다 해도 과언이 아닐 것이다.

지나친 스트레스는 산소 부족을 일으켜 수소 이온을 증가시키는 가장 중요한 원인이다. 그리고 산소 부족이 암 발생의 중요한 원인이라는 견해는 의학계의 대체적인 정설이다. 체내에 산소가 충분하면 모든 기관이 정상적으로 작동하여 유전자 손상을 방지한다. 그뿐 아니라 손상을 입더라도 자가치유 능력으로 곧바로 정상이 된다.

그러나 발암물질이 외부로부터 지나치게 많이 들어오거나 체내에서 지나치게 많이 생성되면, 이들을 분해하고 해독하는 능력에 한계가 생겨 유전자가 상처를 입게 되고 암으로 발전하게 된다.

중요한 것은 외부의 발암인자보다 음식물의 소화과정 중 체내에서 만들어지는 발암물질이다. 실제로 자연 그대로의 식품이 아닌,

가공된 식품인 경우 소화과정에서 발암물질이 만들어진다는 연구와 주장을 심심치 않게 접할 수 있다. 그 때문에 인스턴트 가공식품이 특히 위험하지만, 자연식품이라고 해서 무조건 안심할 수 있는 것은 아니다. 재배과정에서의 화학비료, 유전자 변형 등으로 그 안전도가 위협받고 있는 것이 사실이다.

그런데 그보다 더 큰 문제는 신진대사가 제대로 이루어지지 않고 노폐물이 체내에 축적되면 암세포 변형을 가져오는 원인인 혈액 내에 산소부족 현상을 야기시킨다는 것이다. 이는 산소가 적게 유입되거나 인체 내에서 산소를 잘 이용하지 못한다는 말인데, 어떤 경우이든 체내의 산소부족은 암을 비롯하여 만병의 근원이 된다는 것이 산소부족설의 요지이다.

무한대 증식과 재성장은 암세포의 특징

암세포가 정상세포와 달리 무서운 이유는 정상적인 세포분열에서는 50~60회 분열을 하면 세포가 죽게 되는데 반해, 암 세포는 이 법칙을 무시하고 무한적으로 증식한다. 뿐만 아니라 그들은 다른 세포의 영역을 침범하여 재성장한다는 것이다.

보통 한 개의 암세포가 직경 1cm로 자라기 위해서는 5~10년의 시간이 흐른다고 한다. 그리고 1g의 종양에는 약 10억 개의 암세포가 들어 있다.

하지만 직경 1cm 정도 되고 나면 기하급수적인 성장으로 인하여

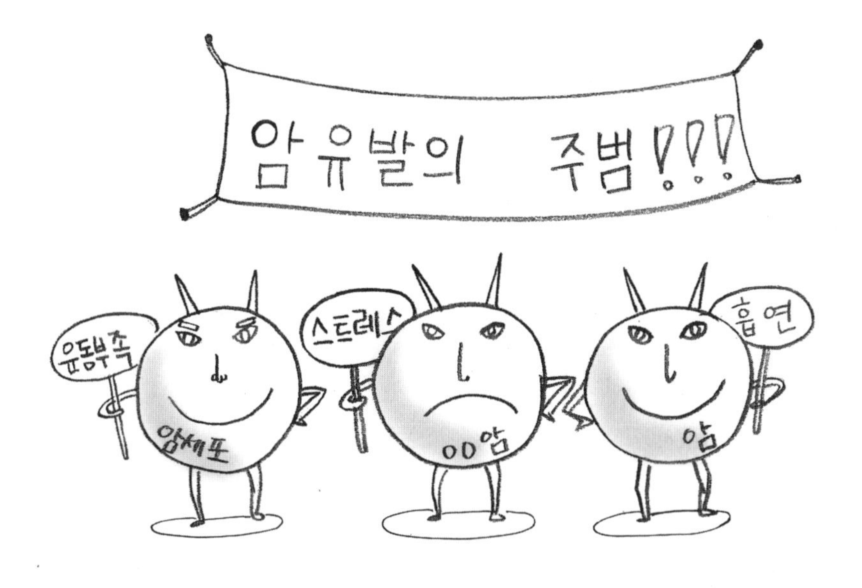

몇 달 안에 몇 배의 크기로 커질 수 있다. 그럼에도 불구하고 기본적으로는 정상세포의 성격을 가지고 있기 때문에 쉽게 증상이 나타나지도 않는다.

그런데 현대의학의 기술로는 1cm 미만의 암 덩어리는 발견하기가 어려운 상황이다. 또한 암세포는 인체의 신진대사를 자기에게 맞는 환경으로 바꾸어 나가는 데, 이 과정에서 산성의 독성물질을 분비하여 체액을 산성화시킨다. 이를 암성 악액질이라고 한다. 암세포는 저산소세포로 이산화탄소에 의지하여 생활하기 때문에, 실제로 암세포 자체보다도 악액질로 인한 인체 기능 저하가 환자를 사망으로 몰고가는 주범이다.

악액질의 개선을 위해서는 몸의 상태를 알칼리성으로 바꾸어 주려는 노력이 필요하다. 육류를 피하고 녹황색 채소를 많이 섭취하라는 이야기가 바로 이것이다. 그리고 무엇보다도 많은 산소를 공급해 주어야 하는데 유산소운동이나 맑은 공기를 많이 마시는 산소치료법이 암 치료에 큰 도움이 된다.

암세포의 또 하나의 큰 특징은 스스로 모세혈관을 만들어 그 전용혈관을 통해 영양분을 공급받아 계속 발육하고 증식한다는 점이다. 따라서 모세혈관을 만들지 못하게 하면 암의 발육은 제한적이 될 것이고 암세포를 사망으로 이끌 수도 있다는 결론이 나온다.

암세포가 다른 장기로 전이하려면 그 조직의 세포 기저막을 녹여서 뚫고 들어가 정착을 해야 하는데, 암세포는 스스로 단백질 분해효소와 당질 분해효소를 분비하여 세포외기질을 분해한다.

통계에 의하면 1만 개의 암세포가 혈관을 통하여 이동하면 그 중 정착에 성공하는 암세포는 2~3개에 불과하다고 한다.

이 역시 자연 면역력에 의하여 암세포가 파괴되기 때문인데, 암세포의 침윤과 착상을 차단하거나 자연면역력을 높여서 전이를 막으면 암은 더 이상 생명을 위협하는 존재가 되지 못한다는 결론을 얻을 수 있다.

그러나 안타깝게도 이에 대해 수많은 연구가 이루어지고 있으나, 아직까지는 확실한 방법을 찾지 못하고 있는 것이 현실이다.

제 2 장

암이란 무엇인가?

암은 전신질환이고

암은 성인병이며

암은 면역계 질환이다.

암은 유전성이 있으며

암을 억제하는 열쇠는 유전자에 있다.

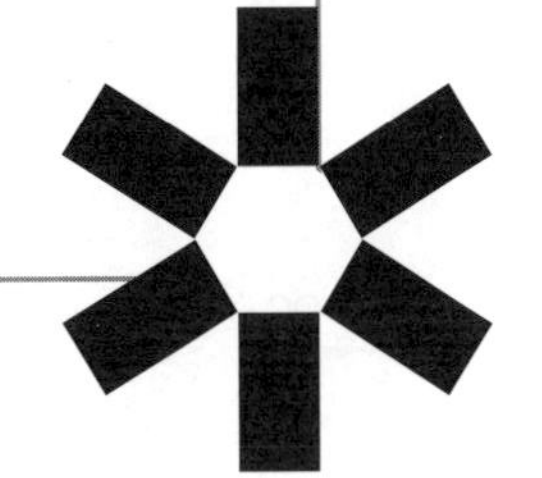

암은 전신질환이다

암이 전신성 질환이라는 것은 서양의학에서도 기정사실로 받아들이고 있다.

그 원인이나 발병 양상, 환자의 증상, 그리고 사망으로 이어지는 과정에 이르기까지의 정황을 연구 분석해 보면 암이 암세포를 가리키는 말도, 종양 덩어리를 일컫는 말도 아닌, 당뇨나 류마티스성 질환과 같은 전신성 병이고 또 소모성 질환이라는 것을 쉽게 알 수 있다.

이해를 돕기 위해서 암이 발생하는 기전부터 살펴보기로 하자.

인체의 세포는 하루에도 수백, 수천만 번 세포분열을 한다. 그리하여 일정수의 세포분열을 한 후에는 사멸하게 되는 일정한 사이클이 있는데, 사람이 태어나 성장하여 늙고 죽는 과정과 다를 것이 없다. 그런데 세포분열은 유전자 염색체를 그대로 복사해야 하는 아주 고난이도의 과정을 거쳐야 하고, 그 과정에서 염색체의 변화가 일어나게 되는 유전자 돌연변이 세포가 나타나게 된다. 이것이 암세포가 되는 전단계가 된다. 문제는 이러한 돌연변이 세포는 정상인들도 하루에 보통 5,000개씩 생산된다고 한다. 그러면 시간이 지날수록 이 세상 사람들은 모두 암환자가 되어간다는 것인가?

암세포 없애려면 환경부터 점검해야

인체는 면역이라는 훌륭한 방어기전이 있고, 이러한 돌연변이 세포도 면역기능에 의해서 발견 즉시 제거되어진다. 대식세포나 자연살해세포 등의 자연방어기구에 의하여 일단 걸러지며, 여기서 살아남은 암세포들은 T임파구를 중심으로 한 항원특이면역계가 반응하여 제거하게 된다. 이것을 따로 이름하여 종양면역이라고 한다.

그런데 어떤 이유에서 이러한 돌연변이 세포가 살아남아 스스로 분열을 시작하고 자리잡게 되면, 그것이 암 덩어리로 커지게 되는 것이다.

여기서 한 번 짚고 넘어가야 할 것이 있다. 이러한 돌연변이 세포를 일으킬 수 있는 유해물질을 발암물질이라고 하는데, 암의 발생은 인체가 발암물질에 많이 노출되어 하루에 보통 5,000개이던 돌연변이 세포가 10,000개, 20,000개씩 양산되어 종양면역이 도저히

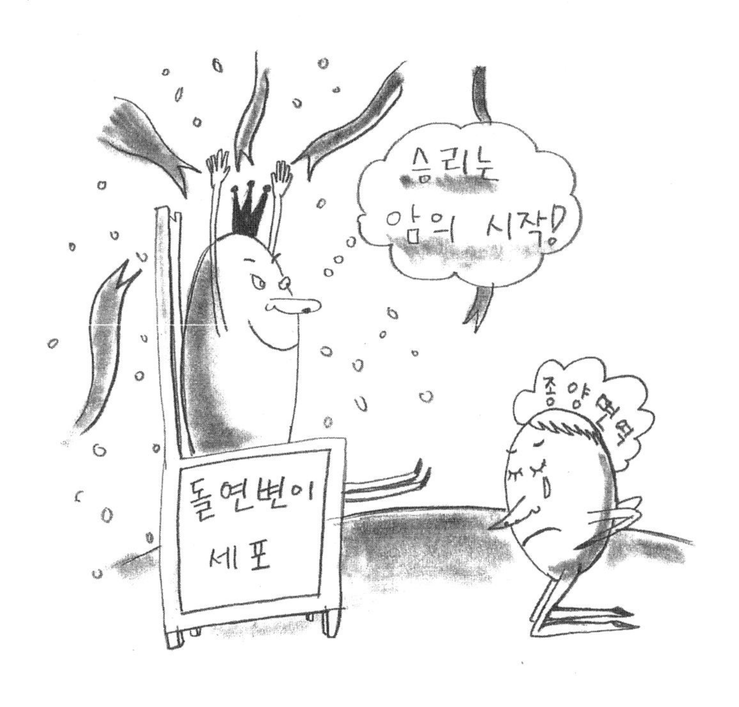

감당할 수 없는 상태에 이르게 되거나, 무슨 이유에서 종양면역이 제 기능을 못하여 하루 약 5,000개의 종양세포도 청소를 못하는 환경이 되어 종양이 생겼다고 가정할 수 있을 것이다. 도둑과 경찰에 비유하자면 갑자기 범죄 발생률이 높아서 기존의 경찰병력으로는 감당이 안 되는 상황과, 행정력의 부재로 경찰 자체 능력이 감쇠되어 도둑들이 날뛰는 상황으로 생각해 볼 수 있을 것이다.

또 하나 중요한 것은 암세포가 1cm의 종양덩어리로 자라기 위해서는 약 5년에서 보통 10년의 시간이 필요하다는 것과, 1cm의 암

덩이 안에는 이미 수억 개의 암세포가 자리잡고 있다는 것이다. 이를 바꾸어 말하면 암이 자랄 수 있는 환경이 수년간 계속되어 왔다는 말이다. 따라서 필자는 암세포를 없애는 기본조건은 암이 자랄 수 없도록 환경을 바꾸어주는 것부터 출발해야 한다고 생각한다.

체내의 산소부족은 암 발생과 관련 깊어

발암물질을 관찰해 보면 외부적인 것과 내부적인 것으로 나누어 볼 수 있다. 외부적인 것들은 이미 세상에 많이 보도된 여러 가지 독소를 품은 화학물질, 매연, 흡연, 약물 등으로 대기와 물을 오염시키는 물질들이다. 그러나 지금까지 알려진 물질들은 극히 일부분에 지나지 않을 지도 모른다. 오늘 저녁 뉴스에 또 어떤 물질이 발암물질이라고 발표될지 누가 알겠는가. 그리고 다국적 기업이나 의사들의 횡포에 의해서 보도되지 못하는 물질들도 많으리라 믿는다.

하지만 중요한 것은 인체 내에서 발생되는 발암물질들이다. 외부에서 발생되는 발암물질들은 인체의 방어기전이 어느 정도 막아줄 수도 있다. 또한 우리의 인체는 약간량의 어느 한 물질에 의해 쓰러질 정도로 약하지 않다.

흡연이 우리 몸에 해롭고 폐암을 발병시키는 제일 중요한 요인이라고 홍보하고, 흡연자가 비흡연자보다 발암가능성이 몇배가 높다는 연구 결과는 나올 수 있지만, 하루에 어느 정도의 흡연량을 어느 정도로 길게 지속하면 무조건 암환자가 된다는 연구결과는 나올 수 없는 것이다. 어떤 사람은 평생을 애연가로 살아도 천수를 다 누리지 않는가 말이다.

인체 내에서 생기는 발암물질은 정상적인 대사과정에서 생겨난다. 전혀 독이 될 수 없는 대사산물이고, 그에 따른 해결방안도 우리의 인체 내에서 작동하고 있다. 하지만 대사과정 중의 노폐물이 과도하게 생산되어 처리가 안 되는 상태가 지속되면 독이 되고, 세포내 유전자 돌연변이를 일으키는 발암물질이 되는 것이다. 먹은 음식물이 소화된 후 신진대사가 완전히 이루어지지 못하면 대사 과정이 중간에서 멈추고, 중간생성물이 노폐물로 쌓이게 된다. 또한 이들 노폐물들이 결합하여 새로운 노폐물이 다시 만들어지는 악순환이 초래된다.

이렇게 신진대사가 중간에서 끊어지고 노폐물이 쌓이는 가장 큰 이유가 체내의 산소부족이다. 독일 태생의 노벨상 수상자 바르브르크(Warburg) 박사와 일본의 세계적인 병리학자 노구치 히데요 박사도 산소부족 이론으로 산소부족은 암의 환경을 제공한다는 것과 암이 아니더라도 만병의 원인이 된다고 역설하고 있다.

암세포 공격보다 몸 관리 통해 전신증상 개선해야

암세포가 어느 정도 자라 몸에서 느끼는 증상은 암의 발생 부위에 따라 차이가 있지만, 말기로 진행될수록 전신 쇠약, 피로, 체중 저하 등 전신적인 증상으로 발전하게 된다. 그리고 암 덩어리보다 더욱 위험한 문제는 암 덩어리에서 분비되는 악액질이다. 이런 악액질은 몸 상태를 산성으로 변화시키고, 정상적인 대사과정을 방해하여 전체적인 생명력을 떨어뜨리게 하는 주범이다.

따라서 전반적인 몸 관리를 통해 산성인 몸 상태를 정상적인 약알칼리성으로 만들고, 충분한 산소공급을 통해서 많은 에너지원을 확보하는 것이 암과 싸워나가는 기본 준비이다.

암세포를 공격하는 약물보다 몸관리를 통해서 전신증상을 개선하자고 주장하는 이유가 바로 여기에 있다.

암은 성인병이다

암을 연구할수록, 그리고 그 해결책을 모색해 볼수록 암은 성인병이라는 생각이 더욱 강해진다.

일단 암의 원인부터 열거해 보면 현재 가장 주목받고 기정사실화되어 있는 것이 앞에서 언급한 산소부족설이다. 산소가 부족하면 발암물질을 포함하여 몸 안에서 산화시켜 배출해야 할 물질들이 체내에 쌓인다.

그 다음으로 스트레스를 들 수 있다. 실험으로 밝혀진 결과에 의하면 스트레스를 받은 쥐와 그렇지 않은 쥐의 면역력이 많은 차이를 보였다고 한다. 스트레스는 호르몬 분비의 불균형을 초래하여 혈액을 산성으로 변하고, 그 결과 인체는 산소부족 환경에 빠져

병에 걸리기 쉬워진다. 사실 스트레스를 받으면 호흡이 얕아지고 산소부족이 더욱 가중되게 마련이다.

음식을 많이 먹는 습관, 즉 과식도 위험한 원인으로 작용한다. 과식을 하면 락트산, 아미노산, 지방산 등이 많이 쌓이게 되어 몸이 산성화된다. 또한 고기를 많이 먹게 되면 아미노산이 필요 이상으로 많아져서 암모니아 화합물 등 분해해버려야 할 대사산물을 많이 만들게 된다. 이것들의 처리를 위해서도 산소가 많이 소비된다.

물론 자동차 배기가스, 담배연기 등 공해물질이나 발암물질들도 있다. 이러한 물질들에 과다하게 노출되면 이 또한 지금까지 열거한 어느 물질보다 산소 소비를 증가시키는 원인이 될 것이다. 이런 이유로 자연친화적인 삶이 건강에 좋다는 것을 모르는 현대인은 없을 것이다.

다만, 그런 환경을 누리며 살자고 역설하는 것은 현실 상황을 직시하지 못하는 면이 많기 때문에 공허한 메아리가 될 가능성이 크다. 몇십 년 전만 해도 못 살았기 때문에 뻔한 질병들을 못 고치는 경우가 허다하였다. 그런 사람들에게 잘 먹고 쉬면 병이 낫는다는 의사의 얘기는 화병만 더하는 결과를 초래하였을 것이다.

그 다음으로 열거할 수 있는 원인은 운동부족이다.

운동을 하면 자연히 산소를 많이 받아들이게 되고, 세포 구석구석 산소가 공급되어 신진대사가 잘 이루어진다.

하지만 현대인들은 거의 정신노동자가 많다. 힘든 일은 대부분

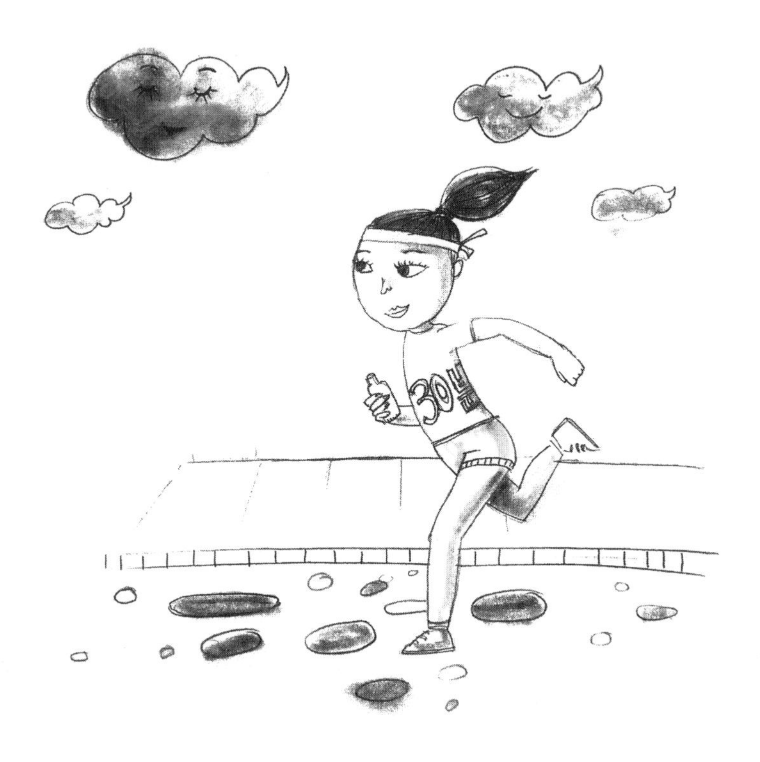

기계가 대신하고 있다. 육체노동이라 하더라도 어두컴컴한 실내에서 단순작업에 시달리는 것이 대부분이다. 바쁘게 살아도 사회의 발달속도를 따라잡기 힘들기 때문에 충분히 운동을 하면서 사는 것 또한 부유한 사람들의 몫이 되고 있다.

그러나 건강은 억만금으로도 살 수가 없다. 조금 더 부지런을 떨고 하루 30분만 투자하면 내 몸에 산소를 공급해줄 시간은 충분한 것이다. 달리기만으로 암을 정복한 예는 어렵지 않게 찾아볼 수 있다.

달리기 하나로도 암은 정복될 수 있다!

한 가지 재미있는 사실은, 최근의 학설에 의하면 활성산소가 세포변성과 유전자 돌연변이를 일으키는 주범이라는 것이다. 활성산소는 몸 안에서 살균작용을 하는 등 유익한 면도 있으나, 산화력이 강하여 지나치게 많은 활성산소가 만들어지면 정상세포를 손상시킨다.

물론 몸 안에서 이러한 활성산소를 자율적으로 없애는 작용을 하지만, 신진대사 과정에서 불필요하게 많이 만들어지는 활성산소는 경계해야 한다.

특히 육식 위주의 식생활은 활성산소를 많이 만들기 때문에 채식 위주의 식생활에 대한 주장이 강한 설득력을 갖는다. 또한 조깅, 달리기 등 운동을 지나치게 하면 오히려 암을 유발시킬 수도 있다는 가정도 가능하게 된다.

산소는 우리 몸을 살리고 또 우리 몸을 늙게 하는 이중적인 면이 있다는 것은 부인할 수 없는 사실이다. 그렇다고 운동이 암의 원인이라는 주장은 좀 비약적인 면이 있지만, 갑작스런 운동이나 적절하지 못한 방법을 적용하였을 때는 운동도 몸에 해가 될 수 있다. 아무리 몸에 좋은 것이라도 넘치면 모자라는 것만 못하다는 진리가 여기서도 적용되는 것이다.

자신의 몸 상태에 맞는 적절한 운동이 필요하다. 운동이 무조건 좋다고만 하면 직업운동선수들이 누구보다 오랜 수명을 자랑해야 하지만 실제는 그렇지 못하다. 몸의 한계를 뛰어넘는 과도한 운동은 오히려 몸의 수명을 단축할 수도 있기 때문이다.

그럼 여기서 만성적인 퇴행성 질환과 성인병의 나쁜 습관에 대해 만성퇴행성 질환의 생활개선 프로그램으로 유명한 미국 와일드우드 병원에서 제시한 내용을 살펴보자.

〈성인병을 유발하는 나쁜 습관 5가지 〉

▶과식하는 것

▶운동부족

▶육식에 편중된 영양의 불균형

(채소와 과일, 곡류의 섭취가 부족하다는 것)

▶충분한 휴식의 결핍

▶ 스트레스

암도 어느 한 가지의 요소만으로 발병되지 않는다. 만성적으로 진행되는 다른 성인병도 마찬가지다.

결론적으로 암도 몇몇 특이한 경우를 제외하면 성인병이라 일컫는 질환과 그렇게 다르지 않으며, 제일 큰 원인 역시 나쁜 습관과 자신의 몸을 제대로 돌보지 않은 데 있다.

암은 면역계 질환이다

앞에서 언급한 바와 같이 우리 몸에는 종양면역이라는 기능이 따로 있다. 면역학적인 면에서 보면 암은 면역기능이 저하되어서 오는 병이다. 면역의 기능 중에서도 감독기능이 저하되어서 발생한다. 방어기능이 저하되면 감염이 잘 되는 것이다.

반대로 면역기능이 항진되어 생기는 병은 알러지나 류마티스 등의 자가면역질환을 들 수 있다. 방어기능이 항진되면 알러지질환이, 항상성 유지기능이 항진되면 자가면역질환이 발생한다고 분류한다.

현대는 이처럼 면역계 질환이 만연하고 있다. 위에 열거된 질환에서 모두 자유로운 사람은 드물고, 점점 더 상황은 심각해질 것이다.

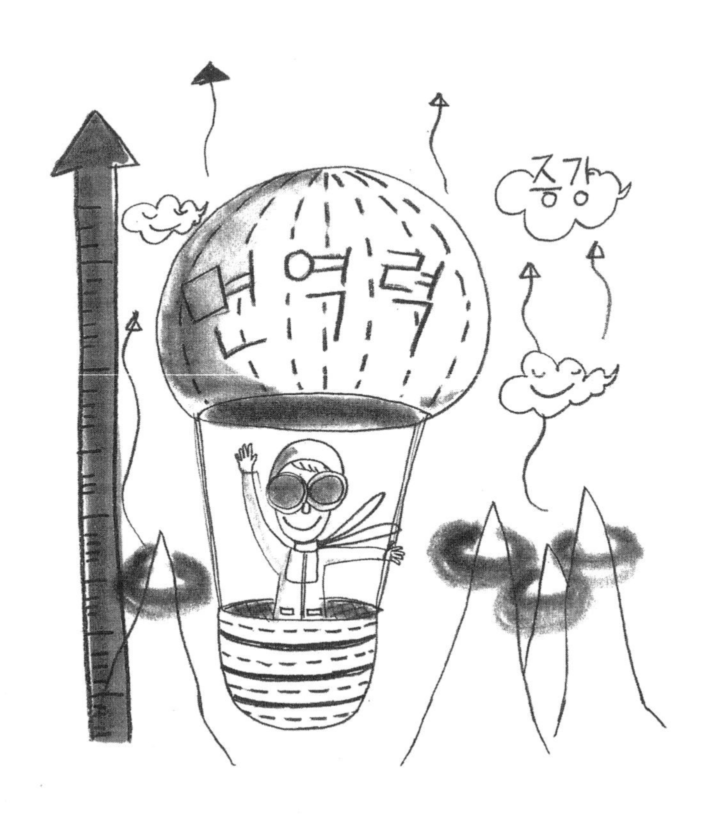

그래서 의학계는 면역을 밝혀내는 것을 새로운 화두로 삼고 있고, 암의 치료에 있어서도 면역요법은 커다란 전환요소가 될 것이라는 기대가 크다.

그러나 아쉽게도 면역질환들을 치료하는 특효약은 아직 없다. 특히 기존의 서양의학의 관점으로는 이러한 면역질환을 완전히 통제하는 것이 불가능해 보인다. 면역은 외부의 수천, 수만 가지 물질에 대해서 다르게 반응하고, 개개인마다의 반응도 다르다.

이런 처지에서 물질 하나하나를 파고들어 밝혀내고 그에 따른 약물을 만들어낸다는 것이 삽으로 산을 옮기는 작업과 무엇이 다르겠는가?

현대의학계의 화두는 인체의 '면역기능'

왜 면역기능이 이상 항진을 일으키고 알러지나 자가 면역질환을 야기하는지 그 원인을 밝혀내는 것도 아직은 초보단계이고, 면역학의 이론은 매년 교과서가 바뀔 정도이다. 그만큼 연구가 활발하다는 얘기도 되지만 한편 모르는 것이 많다는 증거이기도 하다.

다시 암에 대해 이야기를 해보자. 인체 내에 암세포에 대한 면역작용이 있다는 것이 밝혀지면서 인체 고유의 치유능력을 향상시켜서 암을 퇴치할 수 있다는 이론이 발전하게 되었고, 대체의학이나 필자가 하는 한의학적 방법 또한 면연력을 키워 암을 이기자는 뜻과 별반 다르지 않다.

면역기능은 다양한 세포가 같이 협동하고 각자의 임무를 충실하게 이행하면서 유지된다. 종양면역은 백혈구 중의 거대세포, 자연살해세포(NK세포), T세포, B세포 등이 주인공이다.

이들 중, T세포와 B세포는 특정과정을 거쳐서 종양세포와 맞서 싸울 수 있는 힘을 갖는다.(비단 암세포뿐 아니라, 다른 유해인자를 처리하고자 할 때도 마찬가지이다.)

비유하자면 일반 경찰 부대가 특수한 목적을 위해서 교관으로부터 특수교육과정을 받아 특수부대로 변모하여 작전에 투입되는 것과 같다.

이렇게 잠자고 있는 면역기능을 이끌어내고 증식시키는 매개물질을 사이토카인이라고 한다. 우리가 익히 들어서 알고 있는 인터페론이나 인터루킨 같은 물질들이 다 사이토카인이다. 종양면역에서 인터루킨-2는 T림프구의 증식을 주로 이끌어내기 때문에 자연살해세포와 더불어 아주 중요한 물질로 알려져 있다.

그래서 인터루킨-2를 의약품으로 개발해냈을 때 암은 정복됐다고 세계가 흥분했다. 그러나 결과는 어떠했을까?

동물실험에서 그렇게 훌륭한 효과를 보이던 약물이 사람에게 투여하자 별반 효능이 없었을 뿐만 아니라 발병, 두통 등 부작용만 초래하였다.

인체면역의 오묘함에 다시 한 번 놀라지 않을 수 없었고, 현대의학의 한계가 허탈감만 안겨 주었다. 그렇다고 실망할 필요는 없다. 더욱 가열찬 연구들이 진행되고 있으니 언젠가는 인체에 부작용없이 효능을 발휘하는 면역 증강제를 만들 수 있을 것이다.

여기서 하나 생각해 보아야 할 문제는 서양의학의 약물치료가 아닌 방법으로도 얼마든지 면역능력을 키울 수 있다는 것이다. 한방암 치료의 진가도 바로 여기서 찾아야 할 것이다.

암은 유전성이 있다

기존의 이론에서 보면 암은 결코 유전적 질환이 아니다. 그러나 한 번쯤 의문을 가져볼 필요는 있다. 오랫동안 암에 대해 살펴본 결과 어느 정도 의의성은 있다고 보여지기 때문이다.

사람은 어느 정도 가족, 친지들의 특성을 가지고 있다. 생김새나 성격, 혹은 좋아하는 기호품까지 누가 누구를 더 닮았는가의 차이만 있을 뿐이다. 그래서 할머니, 할아버지들에게서 자주 듣던 "씨도둑은 못한다.", "핏줄이 어디가나" 등의 구절은 어쩌면 별 의구심 없이 당연하게 들렸는지 모른다.

질환도 마찬가지이다. 100% 유전이 되는 질환도 있고, 질환의 성격이나 신체 중 약한 부분이 조상들의 그것과 어느 정도 일치하는 질환도 있다.

필자가 근무했던 병원은 한방병원의 특성상 중풍환자가 많았는데, 병원 차트를 기록할 때 가족력 조사는 필수사항이었고, 정확한 통계치는 없지만 환자들의 약 30~40% 이상이 가족 중에 중풍 환자가 있었다.

물론 얼마전까지만 하더라도 우리나라 인구 사망률 1위가 뇌졸중이니 가족 중에서 뇌졸중 환자를 쉽게 찾아볼 수 있는 점도 인정되지만, 단일 질환으로서는 굉장히 높은 수치라고 생각된다. 특히 부모가 모두 같은 뇌혈관질환이었던 경우에는 환자의 형제들이 모두 같은 질환 경력이 보였던 경우도 많았다.

어쩌면 당연한 일이다. 성격이 비슷하여 자주 화를 낸다든지, 스트레스에 약한 성격으로 혼자 속앓이를 하는 경향이 있다든지, 기호식품이 비슷하여 맵고 짠 음식을 좋아한다든지 하면 종내에는 질환의 경향도 비슷해질 수밖에 없을 것이다.

이런 것을 유전적이라고 보지 않고 생활을 같이 영위하는 가족이 비슷한 기호식품, 비슷한 생활습관을 영위하는 것에서 비롯되었다고 주장하는 것도 일리는 있다.

유전이냐 아니냐의 문제를 떠나서 암도 마찬가지 이유로 가족력을 고려해 보아야 한다. 암의 원인은 외부 발암인자보다는 내부 발암인자가 더 중요하다는 것이 필자의 주장이다.

부모에게서 물려받은 성격이나 습관도 무시할 수 없는 것이고,

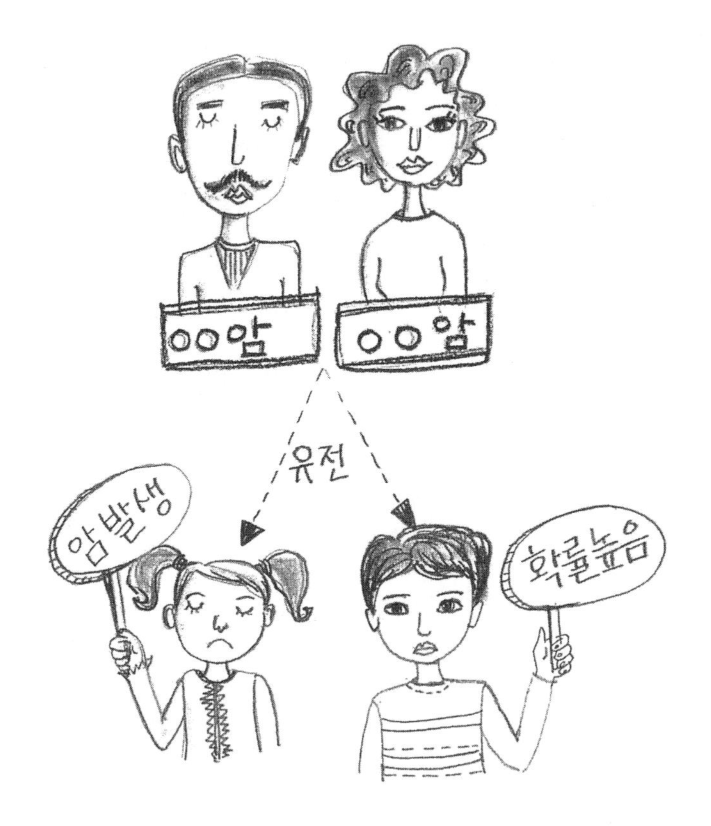

결국 유전이라는 것도 생활습관이 대대로 이어지면서 생겨난 것은 아닐까?

외부 발암인자보다 내부 발암인자가 더 무서워

어찌되었건 가족 중에 암환자가 있었던 경우는 더욱 조심을 해야 한다. 유비무환이라고 조심해서 나쁠 것은 없으니 말이다.

앞에서도 언급하였지만 아직 해결하지 못한 근본적인 문제는 같은 환경이라도 왜 누구는 암이 발생하고, 누구는 발생하지 않는가

하는 점이다.

하루에 발생하는 염색체 돌연변이 세포가 5,000개이든 10,000개이든 누구는 다 청소가 되고 누구는 결국 암환자가 되는 것일까?

누구는 평생 담배를 피워도 멀쩡한데, 누구는 간접흡연이나 대기오염만으로 암에 걸릴까?

그렇다면 발암의 결정적인 조건은 무엇일까?

좋은 집안, 좋은 환경에서 항상 건강에 신경 쓰며 몸에 좋은 음식만 섭취하고, 신경 쓸 일도 별로 없이 지내면 암에서 완전히 해방될 수 있을까?

암은 대체로 나이가 많은 쪽에 치우치는 것이 사실이고, 현재 암환자가 나날이 늘어가는 가장 큰 원인 중의 하나도 인간의 수명이 길어졌다는 것이다.

하지만 암은 성인병이나 만성병과 다른 면이 있다. 암은 소아에서부터 발생할 수 있는 병이다. 2~3세밖에 되지 않은 유아에서도 발견되었다는 보고가 있다. 백혈병은 소아들에게, 뇌암의 경우에는 청소년기부터 20대에 다발하는 경향이 있다. 그들이 환경의 영향을 받았으면 얼마나 받았다고 암 같은 무서운 병에 걸리겠는가 말이다. 여기서 부모의 좋지 않은 생활습관이 뱃속에 있을 때부터 영향을 준 것이라고 유추해 볼 수 있다.

그리고 같은 이치로 생각해 본다면 윗대 조상들의 나쁜 습관도 은연 중에 영향을 미치고 있는 것이 아닐까?

필자는 그 부분을 체질적으로 설명하고 싶다. 즉 암 같은 병에 쉽게 노출되는 체질이 있다는 주장이다. 사람의 생김새가 다 다르듯이 사람마다 오장육부 중에서 강하게 태어난 부분과 약하게 태어난 부분이 있게 마련이다. 그래서 질병의 경향도 그 체질에 따라 결정지어진다. 요사이 한창 이슈가 되는 사상체질도 각각의 체질마다 질병의 특성을 구분짓고 있다.

암에 잘 걸리는 체질은 따로 있다!

그래서 자신의 체질을 알고 대처하면 건강을 유지할 수 있고, 질병의 치료도 쉬워진다.

면역의 특징을 살펴보아도 사람마다 개인적인 면역이 다 다르다.

면역은 내 자신을 다른 사람과 구별하여 나만의 영역을 특징짓는 결정적인 인체활동영역이다. 그 예로, 장기이식 수술을 할 때 내 몸의 특성과 잘 맞지 않아 금방 거부반응을 일으키고 나쁜 균이 침입했을 경우처럼 고열이 발생하며, 혈액이 응고되는 등 처치를 빨리 하지 않으면 사망에 이르게 되는 경우를 들 수 있다.

그나마 다행인 것은 혈액이나 피부, 안구의 각막 등은 면역이 민감하게 작용하지 않는다. 그러므로 수혈을 통해 많은 생명들이 다시 살아날 수 있는 것이다. 그러나 대부분의 내부 장기나 골수 같은 부분은 나와 다른 사람의 특성을 아주 민감하게 감지하기 때문에 이식이 힘들다. 예를 들어 부모의 것은 절대로 이용할 수 없다. 부모는 나를 기준으로 할 때 나와 50%밖에는 닮지 않았기 때문이다. 그래서 장기이식은 형제의 것이 가장 안전하고 유리하다.

요즘은 유전자 분석기술이 발달하여 유전자 구조가 가장 비슷한 사람을 선별할 수 있어 장기이식수술의 성공률도 높아지고 있다. 그런 데도 수술하기 전의 처치를 살펴보면 먼저 본인의 면역세포를 확보해 놓은 다음, 화학약물이나 방사선으로 면역의 능력을 최대한 없애버린다. 그런 후에야 수술에 임하고 그 후에 다시 이전에 확보한 면역세포를 몸 속에서 활성화시키는 방법을 사용한다.

그러면 이후에 활성화된 면역은 새로운 장기를 다른 사람의 것으로 인식하지 못하여 공격하지 않는다.

이러한 검사와 과정을 거쳐 수술을 한다 하더라도 수술 후 얼마간은 거부반응이 나타날 수 있는 가능성이 있기 때문에 긴장 속에서 지켜보아야 하는 것이 현실이다.

이렇듯 면역은 나를 결정지어주는 또 하나의 나이다. 면역계가 이렇게 다양한 모습으로 사람 속에 자리잡고 있다면 어떤 사람은 면역계의 방어기능이 이상 항진하는 경향이 있어 알러지 질환에 취약하고, 어떤 사람은 선천적으로 면역계의 감독기관이 쉽게 저하되는 경향이 있어 다른 사람보다 암에 쉽게 걸릴 수 있다는 가설이 성립한다. 그리고 그런 사람은 발암인자의 환경적인 영향에도 더 민감하게 반응할 것이라는 결론도 유추해 볼 수 있다.

그래서 필자는 어떠한 사람들이 그런 경향을 가지고 있어 암에 약한 체질인지를 밝혀내는 것이 관건이라 생각하고 그에 대한 연구에 몰두하고 있다.

만약 체질적으로 미리 알 수만 있다면 특별히 조심하는 생활습관을 일러줄 수 있고, 그렇게 되면 아무래도 암의 발병 가능성이 줄어들 수 있지 않을까 해서이다.

물론 그 체질에 속하지 않는다고 해도 조심하는 생활습관을 게을리 하면 안 된다. 이것은 확률이 높고 낮음을 알자는 것이지 확실한 예, 아니오를 가릴 수 있는 문제가 아니기 때문이다. 아무리 건강체질도 몸을 함부로 혹사시키면 어떠한 방향으로든지 질환은 반드시 찾아오기 마련이다.

암을 억제하는 열쇠는 유전자에 있다

면역을 연구하다보면 백혈구를 많이 살펴보게 된다. 백혈구의 항원은 적혈구의 항원이 A, B, O의 세 종류밖에 없는 것에 비하여 엄청나게 많은 종류가 있고, 장기 이식을 할 때에도 백혈구의 조직 적합 항원인 HLA의 형이 서로 맞으면 거부 반응이 일어나지 않는다고 한다.

또한, 암이나 자가면역질환 같은 난치병은 어느 특정한 백혈구의 형을 가진 사람이 주요 대상이 된다는 설이 끊임없이 제기되고 있다.

사람의 유전자는 부친의 것과 모친의 것 두 가지를 가지고 있다. 지금까지 밝혀진 유형을 조합시켜 가면 약 50억 종류의 유전자 조

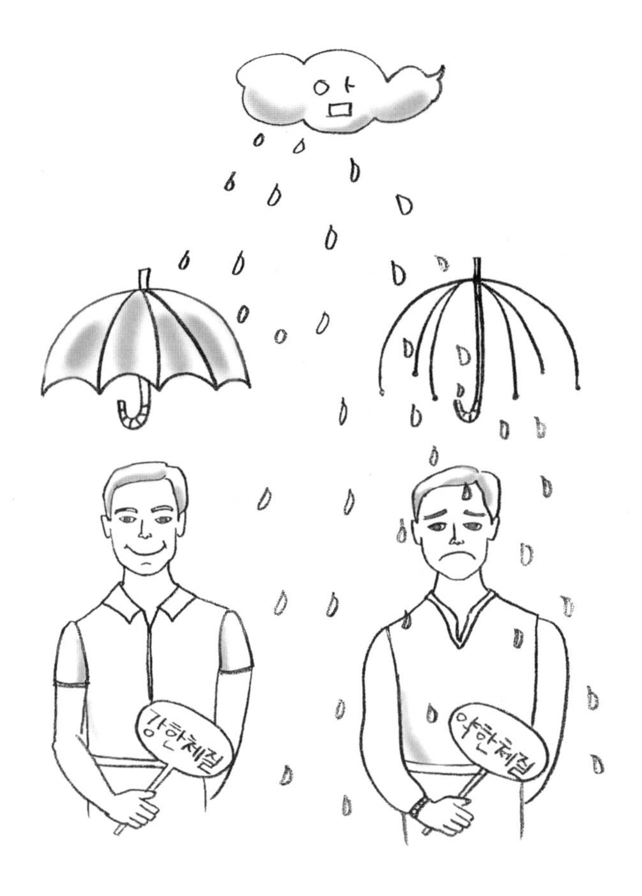

합을 만들 수 있다고 한다. 완전히 똑같은 유전자를 가지고 있는 사람은 50억 분의 1이라는 확률이 되는 것이다.

그러므로 이 세상에 나와 똑같은 사람은 없는 것이다. 장기나 면역계도 나와 똑같은 사람은 없다. 유전자형이 가까우면 가까울수록 장기 이식할 때의 거부반응이 줄어들 뿐이다.

우리 몸 속에는 종양괴사인자라고 하는 TNF라고 하는 물질이 있다. 이 물질이 많이 나오게 되면 암은 녹아서 사라져버린다.

한때는 TNF와 접촉시키면 암세포가 죽는 이유에서 유전자공학을 이용하여 인공적으로 TNF를 만들어 사용한 적도 있다. 하지만 TNF는 난치병의 진행을 촉진시키거나 악화시키는 작용도 한다.

인공적으로 만든 TNF는 항종양 효과를 기대할 수 없고 부작용만 초래되었다. 체내에서 자연스럽게 만든 TNF만이 매우 강한 항종양 효과가 있으면서 부작용이 없다. 따라서 암 발생을 막는 최선의 방법은 어떻게 하면 이 물질을 체내에서 많이 만들 수 있는지가 관건이다. 체내에 TNF가 많다는 것은 이 물질을 만드는 유전자가 반드시 있다는 것인데, 유전자 차이에 의하여 TNF를 많이 배출하는 사람과 그렇지 못한 사람이 있다. 그러므로 암에 약한 체질과 강한 체질이 구분되어질 수 있는 것이다.

TNF, NK세포 활성화 시키면 암세포 사멸

TNF와 함께 강력한 항종양 효과를 가지고 있는 것 중에서 자연살해세포(NK세포)라는 것이 있다. 킬러T세포와 함께 암을 공격할 수 있는 인체내의 가장 강력한 무기이다. 이런 물질들만 활성화시킬 수 있으면 암세포를 사멸시킬 수 있다.

암세포의 표면에는 A, B, C형의 항원이 있는데, 임파구는 그것을 발견하면 즉시 공격을 개시하여 없애버린다.

킬러T세포는 A항원이나 B항원과 같이 붙어있는 암 항원을 발견하면 암세포에 구멍을 내고, 자연살해세포는 C항원을 발견하여 암세포를 죽이게 된다.

그런데 정상적인 세포와 달리 암세포는 킬러T세포를 피하기 위하여 표면에 존재하는 클래스1 항원을 사라지게 한다. 그리고 증식을 거듭하면서 면역억제물질을 만들어내어 연막을 치게 된다. 말기에 가까울수록 이러한 물질들이 혈액 속으로 대량 방출되기 때문에 암의 면역요법도 좋은 결과를 기대하기 힘들어지게 되는 것이다.

암세포만 공격하는 치료는 결코 성공할 수 없다

서양의학의 괄목할 발달이 예전에는 치료되지 못했던 암을 치료하는 성과를 보이고 있다. 그러나 아직 암 치료율은 20~30% 정도에 그친다.

서양의학의 암 치료는 수술, 항암제 투여, 방사선 치료가 주종으로 모두가 암세포 자체를 직접 제거하는 것이 목적이다. 문제는 이러한 방법은 조기암을 제외하고는 암세포를 완전히 소멸시키기 힘들 뿐만 아니라, 정상세포까지도 손상을 입혀 각종 부작용을 야기시키고, 합병증까지 낳는다는 것이다.

수술을 하면 다른 부위에서 암세포가 갑자기 커지는 경우가 종종 있다. 이는 수술로 인하여 그나마 작용하던 면역기능이 소실되거나 약해지기 때문에 다른 장기에 잠복해 있던 암세포가 갑자기 자라나는 것이다.

그래서 미국이나 유럽에서는 우리나라나 일본과 달리 암 이외의 주변 림프절을 살려두는 경향이 있다. 림프절은 암의 전이통로가 되지만 한편으로 면역기능에 직접 관여하는 기관이기 때문이다.

이 외에도 외과적 수술은 전체적으로 신체의 면역력, 저항력을 저하시킨다. 그래서 감기 등에 잘 걸리며 전신적인 무력감을 느끼는 경우가 많은 것이다.

중기 이상의 암인 경우 전신에 암세포가 퍼져 있기 때문에 화학요법이 사용된다. 특히, 백혈병의 경우가 그렇다. 화학요법은 2차 세계대전 때 독일군이 사용했던 독가스에서 유래되었다. 그 이후 수많은 항암제가 개발되었고 지금도 개발되고 있는 현실이지만 현재 40여 종만이 인정되어 암 치료에 사용된다.

이들 항암제의 대부분은 세포 분열 증식에 필요한 핵산 합성을 저지하거나 물질대사를 억제하는 작용으로 암세포를 파괴하는데, 정상세포 또한 같이 손상을 입어 빈혈, 백혈구 감소, 혈소판 감소, 구역감, 설사, 탈모 등의 부작용을 일으킨다.

결국 이러한 화학요법은 백혈병, 다발성골수종, 악성림프종, 피부암, 융모막 상피암, 악성포도태, 정원세포종, 난소암 등에 비교적 좋은 효과를 보이지만, 면역세포를 만들어내는 골수에 손상을 입히는 결과를 초래한다.

방사선치료는 국소부분에만 한정되므로 암 치료효과가 제한적일 뿐 아니라 역시 주위의 정상세포에도 손상을 입혀 면역기능 저하를 포함한 각종 부작용을 초래한다. 특히 식욕감퇴, 구역질, 설사, 구강점막염, 방광염, 골수기능 억제, 헤모글로빈 감소, 혈소판 감소 등의 부작용이 나타난다.

이렇게 항암요법이나 방사선치료는 많은 고통을 수반하게 되므로 신중하게 생각하여 치료후의 효과와 생활의 질을 따져서 결정해야 한다. 그리고 무엇보다도 부작용을 최소화 할 수 있는 방법을 찾아야 할 것이다.

암세포가 발생할 기회는 80세까지 10억회 정도 돼

양방에서는 발암물질이나 암세포 자체의 성질을 중시하는데 반하여 한방에서는 인체 내부의 상태, 즉 신체 내부의 방어기구가 약해져 있음을 중시한다. 암세포가 우리 몸에 발생할 기회는 80세까지 산다고 가정할 때 10억 회 정도라고 한다.

그러나 모든 사람이 암에 걸리지 않는 것은 방어기구, 즉 면역기능 때문이다. 손쉬운 예로 체질이 약한 아이들이 감기에 잘 걸리는 것처럼 개인의 저항력만 강하면 질병에 쉽게 걸리지 않는다.

한방에서는 저항력이 약한 것을 허약하다고 한다. 저항력이란 우리 몸의 기능상태를 균형있게 만들어주는 힘을 말한다.

한방에서 암 치료는 이러한 힘을 강화시키는, 즉 면역기능을 강

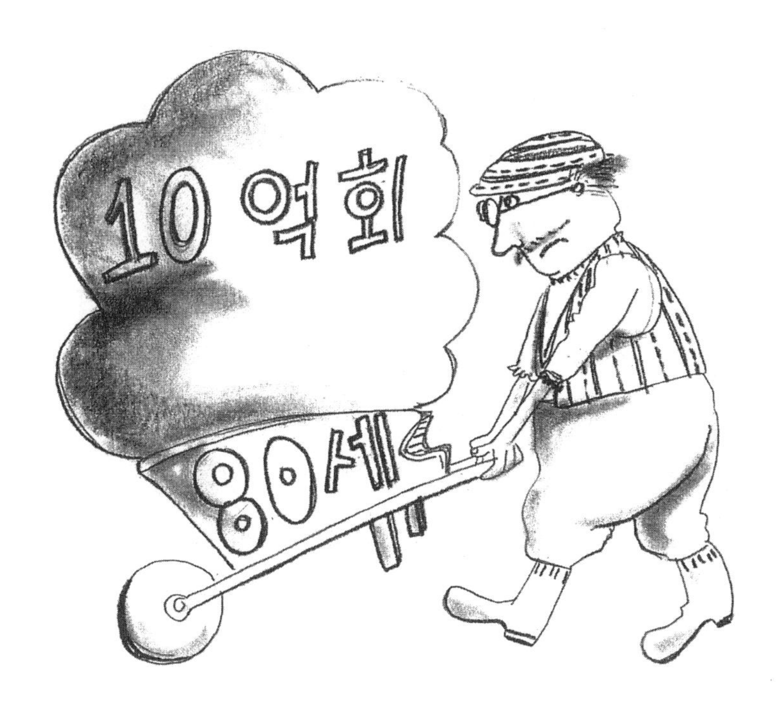

화시키는 것에서 출발하며 이 방면에 대해서는 한방치료가 다른 어떤 치료보다 우수하다고 자부한다.

실제로 많은 동물실험과 임상실험 결과 한약이 인체 내 면역세포인 T세포, 림프구, 대식세포, 면역활성물질인 사이토카인, NK세포 등의 기능을 크게 활성화시킨다는 보고가 있다.

한방치료는 암세포만이 대상이 아닌, 사람을 치료하는 전인치료다. 그러므로 치료에 있어서 암세포를 직접 공격하는 수술, 화학요법, 방사선치료와 더불어 한방치료를 병행하는 방법이 치료효과와 예후면에서 분명히 보다 좋은 결과를 보장한다.

독일 등 유럽에서는 이런 전인치료 개념을 일찌감치 도입하여 몸 전체를 고려하는 다양한 치료법을 시행하고 있다. 미국 내에서도 최근 대체의학 연구센터를 개설하여 활발한 연구를 진행하고 있으며, 멕시코에는 대체의학을 이용한 암 치료 병원들이 점차 명성을 높여가고 있다. 필자가 공부한 중국의 경우에는 암 초기에서부터 한방, 양방치료를 병용하여 양방, 한방 의사가 긴밀히 협조함으로써 치료효과를 높이는 작업이 이미 30여 년 전부터 이루어지고 있다.

우리도 양방의 암 치료법과 한방요법을 연계하여 면역기능을 향상시킨다면 치료효과의 상승과 더불어 이후 전이와 재발의 가능성을 줄이고, 부작용 감소 등 생존의 질이 향상되는 것을 기대할 수 있을 것이다.

수술 · 화학요법에 한방치료 병행하면 치료효과 더 좋아

물론 초기의 암을 확실히 제거하는 방법은 수술이다. 하지만 어떤 수술이든 몸 상태를 허약하게 만든다. 대수술일수록, 시간이 긴 수술일수록 그 기운을 빠지게 만드는 정도가 커진다. 그러므로 수술 전후의 몸 상태 관리가 매우 중요하다.

그 다음으로 항암제는 당연한 것처럼 고려된다. 항암제가 면역요법보다 먼저 개발되어 사용돼 왔다는 역사적 배경 때문일 것이다.

화학요법은 전신요법이고, 방사선요법은 국소요법이다. 독한 화학약물을 주사하여 온몸에 퍼져 있을 암세포를 청소하자는 것이 화학요법이고, 방사선으로 암조직이 있는 부위를 태워 없애자는 것이 방사선요법이다. 수술을 할 수 없는 종류의 암이거나 이미 수술할 수 있는 시기를 놓친 환자에게 시행되며 계속 자라나는 암 덩어리를 축소시켜보자는 목적에서도 시행하고 있다.

화학요법은 2차 대전 당시 독일군이 유태인을 독가스로 대량 학살하는 과정에서 발견되었다. 쉽게 말하면 치사량에 이르지 않을 정도의 독성분을 투여하는 것이다. 특히 화학약물은 활동이 활발한 세포를 공격하는 특성이 있다. 그러니 세포분열이 활발하고 전이가 잘 되는, 암 중에서도 더욱 악성인 종류가 오히려 화학요법에 반응도 더 좋게 나타난다.

그런데 문제는 이러한 요법들의 부작용이 심각하다는 것이다. 정상세포 중에서도 활동이 왕성한 모발, 위벽세포, 조혈세포 등이 화학약물 부작용으로 피해를 많이 보게 된다. 보통 암환자들이 화학요법을 받을 때 모발이 많이 빠지고, 구토 등 소화장애 증상을 많이 호소하는 것도 바로 이 때문이다.

암을 치료하기 위해서 투여한 약물 때문에 암과 싸울 기본적인 요소까지 파괴된다는 데 그 심각성이 있다. 필자도 자기 자신의 면역력을 키우지 않고는 절대로 암과의 싸움에서 이길 수 없다고 생각한다.

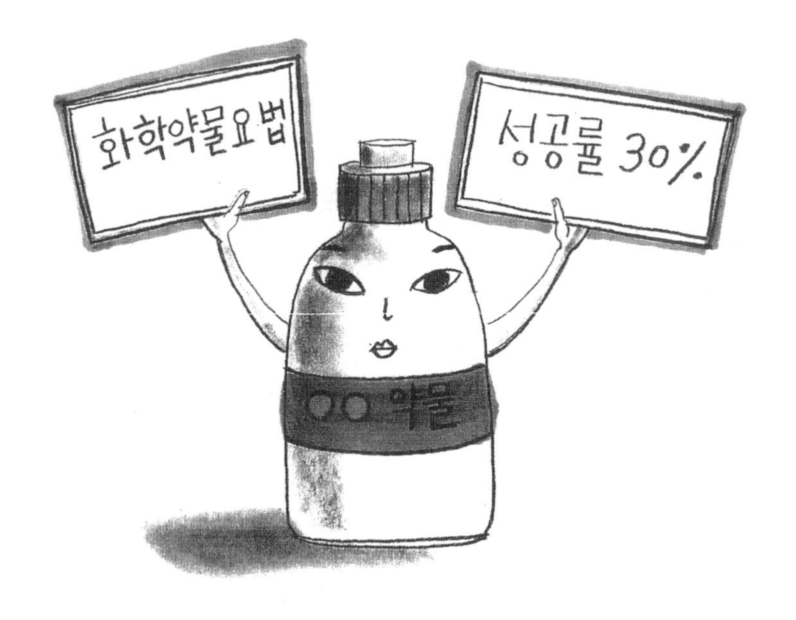

실제로 화학요법의 성공률은 많아야 30% 정도라는 주장이 이를 반증한다. 미국이나 유럽의 저명한 학자나 의사들이 기존의 화학요법을 암치료 수단에서 폐기해야 한다고 극단적인 주장을 하는 것도 다 이러한 이유 때문이다.

화학요법 후 특별한 치료효과가 나타나지 않았을 경우에는 오히려 부작용으로 인하여 몸 상태만 더 나빠지고 수명이 더 단축되는 경우가 허다하고, 가족들로부터 차라리 치료받지 말 것을 그랬다는 후회도 많이 듣게 된다.

암과 화학요법이 주는 이중 고통을 견디며 투병했는데 오히려 그

것이 수명을 재촉하는 일이 되었다며 한숨쉬는 보호자를 심심치 않게 볼 수 있다.

하지만 필자는 화학요법을 폐기하자는 극단적인 입장은 아니다. 화학요법을 하면서 부작용을 최소한으로 줄이고, 면역기능과 조혈기능 등의 피해를 되도록 줄이는 면역요법을 시행하여야만 된다.

암에 대한 특효약은 없다. 이런 상황에서 치료효과가 30%라 하더라도 포기할 수는 없는 것이다. 체력이 뒷받침되고 면역력, 조혈기능의 저하가 나타나지 않는다면 화학요법의 성과도 더욱 끌어올릴 수 있다.

대개의 환자는 의사가 제시한 화학요법의 기간을 제대로 다 끝내지도 못하고 중단하는 경우가 허다하다. 화학요법이 암세포를 공격하는 수단이라면 치료의 중간중간에 몸을 살리는 방법을 강구하는 것도 반드시 필요하다.

항암치료의 관건은 부작용 없는 치료법 개발

방사선요법 또한 암세포 이외에 정상적인 주위조직에 미치는 부작용이 심각하다. 화학요법과 마찬가지로 면역기능, 조혈기능을 떨어뜨리게 하고 국부조직을 괴사시킨다. 두경부 즉, 머리쪽의 암세포를 제거할 목적으로 방사선요법을 받은 환자에게서 인후부, 구강부가 헐고 붓는 부작용을 심심치 않게 볼 수 있다.

흉부의 방사선치료는 폐조직의 섬유화를 초래하여 만성적인 해수

증상으로 몇 년을 고생해야 한다. 직장암의 방사선치료도 항문조직이 괴사하여 항문을 잃어버리는 사례를 본적이 있다. 오히려 방사선으로 생기는 부작용이 더 심각하여 별 뾰족한 방법이 없는 경우가 많고, 후유증을 개선하는 시간이 더욱 오래 걸린다. 하지만 꾸준한 한방 약물요법을 병행하여 좋은 결과가 나왔다는 임상결과도 많이 나오고 있으니 희망이 없는 것은 결코 아니다.

수술을 하면 암이 더 퍼진다?

수술을 하면 암세포를 건드리는 결과로 마치 벌집을 건드려 낭패를 보는 것과 같아서 온몸에 오히려 암세포가 퍼진다는 속설이 있다. 그런 우려로 인하여 막연히 수술을 거부하는 환자도 있다.

이러한 속설을 믿고 수술을 거부한다는 것은 마치 구더기 무서워서 장 못 담근다는 속담과 같다. 하지만 실제로 그런 경우가 많이 발생하는데 그 이유는 다음과 같은 학설이 유력하다. 하나는 호랑이 없는 굴에 여우가 왕노릇 한다는 경우에 해당하는 설명인데, 어차피 인체 내에서 암세포가 빼어올 수 있는 영양분은 한정적일 것이고 제일 큰 덩어리가 없어지면 자연히 숨어있던 다른 조그만 암세포 무리들에게 남은 영양분을 차지할 기회가 돌아간다. 실제로

1cm가 넘는 암덩이 안에는 이미 수억 개의 암세포가 존재하고 있고, 암세포 씨앗들은 임파선과 혈관을 타고 온 몸으로 퍼져 있는 상태다. 그러므로 숨어서 작은 암덩어리들이 자라고 있는지도 모른다. 그렇기 때문에 아주 초기단계가 아닌 다음에는, 수술 후에 화학약물요법을 시행하여 잔류 암세포를 없애는 작업을 하는 것이다.

한편, 수술 중에 간혹 암세포가 혈관으로 밀고 들어가 혈행전이를 일으키는 경우도 있다고 한다.

암 수술 전후에는 면역력 보강이 필수사항

또 하나의 가정은 수술 후에 면역력이 급격히 감소된다는 사실에서 출발한다. 임파선은 면역력을 발휘하는 중요한 기관이다. 동시에 암세포가 인체 내 다른 곳으로 이동할 수 있는 가장 용이한 통로이다. 암덩어리 주위의 임파선이 곧 암과 싸우는 최전선인 셈이다.

그런데 보통 수술을 하면 암 조직과 더불어 주위의 임파선들을 제거하는 것이 통례이다. 암 조직 주위의 임파선들은 이미 암세포가 많이 존재하고 있는 오염된 곳으로 분류하는 것이다. 하지만 동시에 그곳은 암세포와 싸우기 위하여 많은 면역세포들이 모여 있는 곳이기도 하다. 비유하자면 면역능력의 최정예 주력부대가 주둔하여 암의 확산을 결사적으로 막아내고 있는 중요한 장소이다.

그러나 주위의 임파선까지 수술로 걷어내버리면 암세포와 함께 면역세포들도 제거되는 손실을 입는다. 그 손실은 생각보다 정도가 심각하여 수술후에 기존 면역능력의 70%까지 사라질 수 있다는 주장도 있다.

이런 이유로 미국이나 유럽의 선진국에서는 암수술시 주위의 임파선을 제거하지 않고 암덩어리만 제거하는 수술을 많이 시행하고 있다. 주위의 임파선에 퍼져 있을 것이라 판단될 시기라면 온 몸에 이미 암세포가 퍼져 나갔을 것이라고 단정한다.

그런 상태에서 인체의 면역력에 큰 타격을 주게 되면 수술 후 암과의 투쟁에서 결코 유리한 입장이 될 수 없다. 우리나라는 일본의 수술방식대로 임파선을 제거하는 방법을 많이 사용하는데, 앞으로 개선될 부분이기도 하다.

또한 수술에 의한 스트레스로 인하여 면역기능이 떨어지게 되면 감염이나 암의 전이가 일어나기 쉬운 상태가 발생된다. 그러므로 수술 전후, 면역력을 보강시키는 방법을 반드시 강구해야 한다.

중요한 것은 '삶의 질' 이다

현대의학에서 암 치료의 효과는 각종 암에서 나타나는 종양 지표나 CT나 MRI 등 사진의 판독을 통해 해석한다. 종양의 크기가 감소하였거나 종양 지표의 수치가 떨어지는 결과를 얻었다면 효과적이라고 보는 것이다.

그러나 '삶의 질' 에 대한 판정도 매우 중요하다. 식욕, 수면, 통증, 정신상태, 삶에 대한 의욕 등이 얼마나 개선되었는지도 암 치료 과정에서 신중히 고려되어야 한다.

이러한 삶의 질을 개선시키면서 생명 연장을 꾀하는 것이 가장 바람직한 암 치료법이다. 하지만 아직도 환자의 삶의 질은 버려둔 채, 종양지표나 사진에 보이는 암세포에 얽매인 평가를 내리고 있는 것이 종합병원의 현실이다.

면역요법은 암 환자의 삶의 질 높여준다

면역을 살리는 요법의 장점은 부작용을 최소화하면서 삶의 질을 개선할 수 있다는 것이다. 생명연장의 면에서도 다른 기존의 암 치료법보다 나은 결과를 보이고 있다. 보통 자연스럽게 면역을 살리는 요법은 3~4개월 사이에 암세포가 줄어드는 효과가 나타난다.

설사 암세포의 감소나 종양 지표의 수치 저하가 없다고 하더라도 발전을 멈추게 하거나 성장의 속도를 느리게 만들어준다. 종양 증식이 정지하거나 브레이크가 걸리는 것이다. 그에 반해, 식욕의 증가, 우울상태의 개선 등의 효과 등은 항암제나 방사선요법에서는 기대할 수 없는 현상이다.

문제는 이러한 기본 정신 아래, 기존의 항암제나 방사선 요법과 얼마나 적절하게 병용하는가 하는 것이다. 암세포를 파괴하는 항암제 투여에는 반대하지 않지만 면역 담당 세포의 기능까지 완전히 저하시켜버리는 현재의 항암제 투여 방법에는 문제가 있다. 암으로부터 인체를 보호하는 주역은 면역이다. 어디까지나 항암제는 면역을 살리는 방법과 같이 이용해야 하며, 주된 방법은 면역요법이 되어야 한다.

방사선요법의 경우에도 국부에 조사하는 방법은 면역기능을 저하시키는 경우가 적어 상관 없지만, 근치조사(대량조사)는 피해야 한다.

현실적으로 종래의 암 치료 방법은 한계를 보이고 있다. 면역을 중심으로 기존의 방법을 부분적으로 사용하는 새로운 개념의 치료 방법이 현실화 되는 시대가 곧 다가올 것이다.

암은 치료가 아니라 관리가 중요하다

암이 발생하는 원인이 고혈압, 당뇨병 등 다른 성인병과 마찬가지의 원인을 가지고 있다면, 치료에 있어서도 그것들과 같은 맥락을 유지해야 될 것이다.

사실 고혈압이나 당뇨의 경우도 특별한 해결방법은 없다. 다만 상태를 더 나빠지지 않도록 약물과 식이요법, 생활상의 주의사항만이 있을 뿐이다. 암은 젊은 나이에도 찾아올 수 있다는 점에서 기존의 성인병과 조금 다른 면이 있다고 볼 수도 있지만 고혈압, 당뇨, 중풍이라고 해서 젊은 나이의 환자가 전혀 없는 것도 아니다.

지금 우리 주위에서 고혈압이나 당뇨환자는 심심치 않게 찾아볼 수 있지만 그들이 자신의 병으로 인하여 심각하게 고민하거나 절망

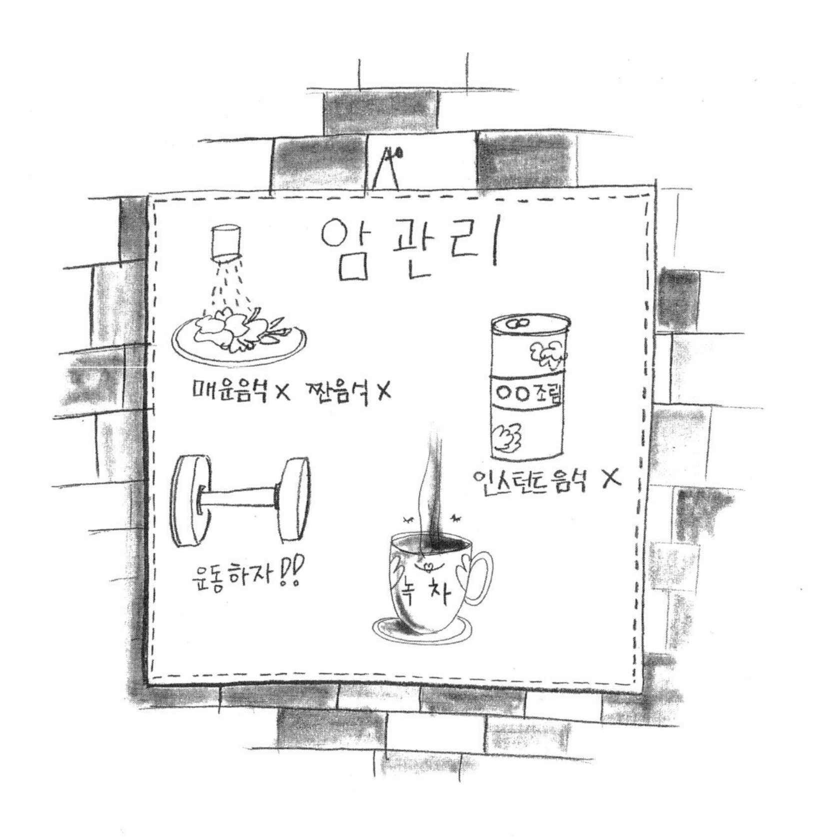

에 빠지지는 않는다. 기존의 약물치료로 어느 정도 유지가 가능하고, 혈압이 높거나 혈당수치가 높은 것은 병 이전에 병을 일으킬 수 있는 위험인자 정도로 보는 경향도 있기 때문이다.

또한 환자 스스로가 심한 증상을 느끼지 않아도, 스스로 관리하며 병원에 열심히 다니기 때문이다.

암도 이렇게 꾸준히 유지만 시킬 수 있다면 그렇게 무서워하지 않아도 되지 않을까?

암은 곧 죽음이 아니다!

일단 말기가 아닌 다음에는 암이라고 해도 그렇게 심한 증상이 없는 것이 보통이다. 그런 데도 암이라고 하면 환자나 가족들은 심한 충격을 받고 우왕좌왕한다. 암은 곧 죽음이라고 생각하기 때문이다. 여기서 곰곰이 생각해 보아야 할 부분이 있다.

아주 심각하지 않는 한 암환자에게는 최소한 6개월 이상의 시간이 있다. 그리고 하루하루의 통계치를 살펴보면 몸 속의 암 덩어리가 오늘 나의 생명을 위험하는 수치보다 교통사고의 위험수치가 훨씬 높으며, 언제 어디서 발생할 지도 모르는 안전사고의 위험이나 강도의 위험이 더욱 높다.

하지만 우리가 교통사고가 무서워서 차를 안 타거나 하지는 않으며, 안전사고가 무서워 길을 지나다니지 못하거나, 건물 안에서 안절부절 하지는 않는다. (결국 모르는 것이 약이라는 식으로 환자에게 사실을 숨기는 경우도 많다.) 6개월이라는 시간은 내 자신의 병든 몸을 개선시키는 데 충분한 시간이다. 2~3개월 시한부 선고를 받은 간암환자가 6~7년 이상 건강히 지내는 경우도 어렵지 않게 찾아볼 수 있다. 기존의 양방치료는 전혀 받지 않은 채 말이다.

암 환자에게는 최소한 6개월의 시간이 있다!

고혈압이나 당뇨를 개선할 때 우리는 약물에만 의존하지는 않는다. 맵고 짠 음식을 멀리 한다던지, 식사 칼로리를 제한한다던지,

인스턴트음식을 금한다던지, 운동을 시작한다던지, 보조건강식품을 복용한다던지 하는 방법들을 항상 고려하고 있고, 의사들도 생활습관에 대해서 충분히 일러준다. 그런데 왜 암에 대해서는 그런 부분이 부족할까?

의사들이 암을 암세포가 자라는 병으로 인식해서이다. 암은 전신질환이고 전반적인 몸 상태를 개선하는 프로그램이 있어야 한다는 관점이 기존 양방의 치료방법에서는 빠져 있다.

최근에 와서 면역요법이라는 분야가 새로운 해결책을 열어줄 것으로 기대를 모으고 있으나, 아직 확실한 방법이 제시된 것은 없다. 하지만 새로운 약물의 개발을 손 놓고 기다릴 수는 없는 노릇 아닌가?

몸 상태 개선하는 프로그램이 암을 낫게 한다

우리가 알고 있는 기존의 방법만으로도 면역은 얼마든지 높아질 수 있다. 면역력이 높아지면 당연히 암을 물리칠 수 있는 가능성도 높아지는 것이다. 당장이라도 시작만 하면 되는 것이다. 식사가 가능하고, 혼자 보행할 정도의 힘만 있다면 얼마든지 가능성은 있다. 미리 절망할 필요는 전혀 없는 것이다. 그러면 앞으로의 암도 미리 예방할 수 있고, 이미 발생한 암 덩어리도 통제가 가능할 것이다. 통제만 가능하다면 암은 더 이상 무서운 병이 아니다.

필자가 가장 안타까운 경우는 운좋게 초기에 발견되어서 기존의 양방적인 방법으로 치료가 잘 되었으나, 다시 재발되어서 찾아오는 경우이다.

이 경우에는 같은 양방치료를 반복해 보아야 그 효과가 현저히 떨어지는 경우가 대부분이다. 환자 자신과 가족들도 양방적인 치료에 회의를 품게 되고, 낙담도 그 전에 비해 이만저만이 아니라 치료 자체가 많이 힘들어진다. 이처럼 이미 한 번의 기회를 놓쳐서 더 힘든 투병생활을 해야 하는 경우를 볼 때마다 관리가 얼마나 중요한가 다시금 깨닫는다.

모든 병이 그런 경향이 있겠지만, 특히 암은 다 나았다고 선고를 받아도 마음을 놓아서는 안 된다. 나쁜 습관들이 몸을 망쳐놓았기 때문에 완치라는 판단 이후에도 몇 년 동안은 몸에 아예 좋은 습관이 배도록 식생활이나 운동습관 등을 소홀히 해서는 안된다.

중풍이나 혈압, 당뇨와 마찬가지로 암도 평생 관리를 해야 한다. 한 번 암에 걸렸던 환자는 또 암이 발생할 확률이 한 번도 발생되지 않았던 보통 사람들보다 확실히 높다. 보통 5년 이내에 재발하지 않으면 완치라는 개념을 가지고 있지만 5년 후라도 재발할 확률은 얼마든지 있다. 또한 5년 이내에 다시 발병하지 않도록 하기 위해서도, 최소 5년은 병이 나았다고 긴장을 풀어서는 안 되는 것이다.

암치료시 가장 중요한 것은 낙천적인 성격이다

직업상 암을 고쳤다는 환자의 수기나 암을 고칠 수 있다고 주장하는 여러 가지 서적들을 자주 탐독하게 된다. 각자 자기의 방법이 좋다고, 이 방법으로 암을 이겼노라고 역설하고 있지만 각각의 방법이 판이하게 다른 경우가 많으니 한 환자에게 이 방법 저 방법을 모두 시험해 볼 수도 없는 노릇이다.

하지만 그 안에서도 공통점은 있다. 양방의 힘으로 암을 이겼든, 다른 대체의학으로 건강을 찾았든, 모두 한결같이 강조하는 점은 의지가 강한 사람들이고, 낙천적 · 객관적인 성격과 관점을 유지했다는 것이다.

이는 사실 힘든 일이다. 남의 일이 아니라 당장 자신의 생명이 달려 있는 사안인데, 냉정을 유지한다는 것은 말처럼 쉽지 않기 때문이다. 하지만 어떤 과정을 겪더라도 찾아야 할 것이 평정심이다. 그런 평정심을 찾는 것이 암치료의 출발이고, 그렇게 출발했다면 치료의 절반은 성공했다고 보아도 된다.

암 치료의 출발은 평정심을 찾는 것!

많은 환자나 보호자는 지금도 암에 좋다는 약과 먹거리를 찾는데 시간과 정력을 소비한다. 그 심정은 충분히 이해되지만, 지금까지 암에 특별한 효능을 지녔다는 약물이나 방법은 없다. 그냥 누가 그 방법으로 좋아졌다더라 하는 소문만 무성할 뿐이며, 그런 약물이나 방법을 열거하자면 전세계적으로 수백, 수천 가지 방법은 족히 될 것이다.

오히려 환자들의 약한 마음을 이용하여 경제적인 이익을 취하는 사람이 많은 실정이다. 요즘 화두가 되고 있는 상황버섯만 해도 그것을 복용해서 암세포에 변화를 줄 수만 있다면 필자도 그것을 구해 환자치료에 이용하겠지만 실상은 그렇지 않다. 실험적으로 밝혀진 상황버섯의 암세포 억제 물질은 비단 상황버섯뿐 아니라, 영지나 운지 등 다른 버섯에도 있다는 것이 밝혀졌으며, 함량의 차이도 많지 않다. 하지만 수요와 공급의 원리에 의해서 상황버섯은 굉장히 고가에 거래되고 있으며 불로초라고까지 선전되고 있다.

필자가 암환자들에게 자주 듣는 질문 중의 하나도 이 약은 어떤가? 이 식품이 도움이 되겠는가? 하는 것이다.

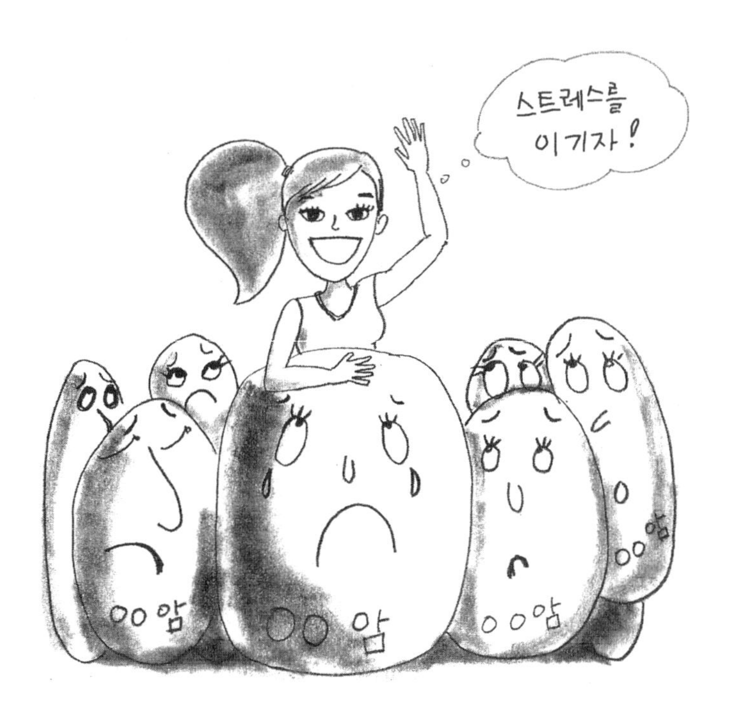

실제로 암환자가 발생하면 집안에 약이 쌓인다. 좋다고 누군가가 소개해 주어서 사기도 하고, 친척들이 어디선가 구해서 갖다 주기도 한다. 사실 지금 가지고 있는 약들이 무엇 무엇인가 하고 물으면 다 먹지도 못할 정도로 많은 약과 영양보조제를 가지고 있는 경우가 허다하다. 이렇게 약을 쫓아다니는 마음가짐이 곧 조급하다는 증거이고, 병이 주는 스트레스를 이기지 못하고 있다는 증거이다.

환자들은 대부분 암이라는 이름이 주는 무게를 이기지 못하고 커다란 스트레스에서 헤어나지를 못한다. 자신감이 부족한 것이고 게

임을 시작하기도 전에 주눅이 들어버린 꼴이니, 이렇게 되면 해보나마나 암이라는 적을 이길 수 없다.

암과의 싸움에서 제일 중요한 것은 '의지력'

무슨 일이든 마찬가지지만, 투병생활도 일관된 방법으로 꾸준하게 밀고 나가는 의지력이 아주 중요하다. 물론 그 전에 이 방법이 옳다는 확신을 하는 것이 우선되어야 한다.

이곳 저곳에서 전문가들과 상담을 하고, 인터넷이나 서적을 통하여 정보를 많이 습득한 다음, 자신의 몸 상태에 맞는 프로그램을 제시하는 의사를 선택하여, 믿고 꾸준하게 진행시키는 것이 중요하다. 중간에 여기저기 기웃거리면 그만큼의 에너지가 낭비되고, 목표는 멀어지게 된다.

많은 경우 환자들은 필자가 병에 대해 설명하고 그에 따른 방법을 제시하면 그때는 대체로 수긍하는 편이나, 다른 소식을 접하면 혹시나 하는 마음에 필자와의 약속은 저버리고 다른 방법을 따라하게 되는 경우가 허다하다. 이런 점이 암환자 관리에 있어 가장 힘든 부분이다. 그렇다고 해서 필자의 방법만을 고집할 수가 없는 것이 암치료이기도 하다.

문제는 핵심을 정확하게 짚고, 그에 따른 가장 객관적인 방법을 세운 다음, 줄기차게 시행하는 것이다. 우물을 파도 한 우물만 파야 물을 마실 수 있다.

이런 점에서 객관적이고 긍정적인 태도를 유지하는 것은 아무리 강조해도 지나치지 않는 암치료의 첫 번째 조건이다.

간암으로 2개월 선고를 받고도 녹즙 복용만으로 7년째 건강하게 생활하고 있는 할아버지의 인터뷰를 본적이 있다. 기자가 비결이 무엇이냐고 묻자, 아직도 기억에 생생한 멋진 대답을 던지셨다.

"암세포가 내 몸 안에 있든 말든 상관 안 한다. 그냥 내 일만 하면 그만이다. 제까짓 것이 어떻게 나를 쓰러뜨린다는 말인가?"

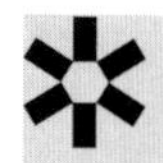

암을 고치려거든 마음부터 고쳐라

부부 중에 한쪽이 암으로 사망하면 남은 사람이 암환자가 될 확률은 보통 5~10배가 된다는 조사가 있다. 이러한 사람들은 암에 대한 면역을 1차적으로 담당하는 자연살해세포의 활동력이 저하되어 있었다는 것이다.

보통 사람의 면역기능은 10세 이하에서 낮은 편이고 점점 상승곡선을 그려서 40세 전후에서 최고점에 오른 다음 서서히 저하된다고 한다. 40세 이후에 암환자가 많은 것도 면역기능 저하와 관계가 깊으며, 나이가 들수록 세포의 DNA복제가 정상적으로 이루어지지 않는 경우도 많아지므로 암 유전자가 잠에서 깨어날 확률도 높아지게 된다.

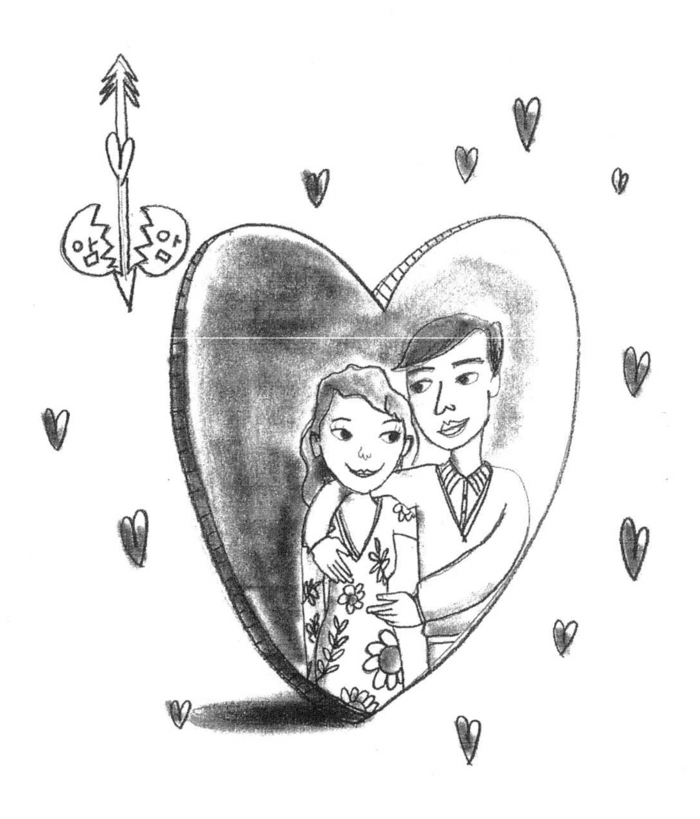

배우자와의 사별의 충격뿐만 아니라 부부관계가 원만한 사람들과 그렇지 못한 사람들과의 면역력 차이도 큰 격차를 보인다.

좀 더 광범위한 실험에 의하면 일상 생활에서의 스트레스에 의해서도 면역계는 상처를 받는다는 것이 밝혀졌다. 일본이나 미국에서는 지진피해를 입은 주민들을 대상으로 조사해본 결과 집단적으로 면역기능 저하 현상이 나타났으며, 수면부족이나 시험에 대한 스트레스 또한 면역저하의 원인이 된다고 보고한 바 있다.

스트레스를 받으면 시상하부가 뇌하수체에서 부신피질자극 호르몬을 분비시키게 되고, 이에 따라 부신에서는 과도한 부신피질 호르몬이 분비되어 면역세포의 활성화를 저하시키는 것이다.

스트레스는 면역세포의 활성화 저하시켜

그러나 실제로 우리가 생활을 하면서 스트레스를 모두 피해가는 것은 불가능하다. 대신 모두가 스트레스를 적절히 해소하며 대처하는 자신만의 노하우를 가지고 있을 것이다. 그렇지 않다면 심각한 문제가 발생할 수도 있다. 보다 적극적으로 자신만의 스트레스 해소법을 개발해야 한다. 운동, 취미활동, 여행 등 무엇이든 몰두해서 걱정거리를 잊고 흥분상태를 자제할 수 있다면 그것이 바로 스트레스 해소법이 된다. 일이 바쁘다거나 피곤하다는 핑계, 목표를 달성하기 위하여 무리하게 몸을 혹사하는 버릇으로, 나중에 건강을 잃어버리고 난 후에 후회해 보았자 아무 소용없는 일이다.

그러면 면역을 살리는 기본적인 방법은 없을까?

슬픔이나 스트레스가 면역세포의 기능을 저하시킨다면 기분 좋은 상태가 면역을 활성화시킬 것이다.

일본에서 자연살해 세포를 증강시키는 실험을 한 결과, 코미디를 보면서 실컷 웃은 다음 혈액 속의 자연살해세포의 활성도가 3~4배 높아졌다고 한다. 마찬가지로 좋아하는 취미 활동이나 운동을 하면 면역세포의 활동이 건강해진다. 또한 평상시의 생활습관에 의해서도 자연살해 세포의 활성에 차이가 난다고 실험결과는 밝히고 있다. 흡연, 과도한 음주, 불규칙한 식사, 수면부족, 과도한 노동, 운동부족 등은 모두 면역능력을 떨어뜨리는 주범이다.

스트레스를 받더라도 스스로 원인을 제거할 수 있는 경우에는 그로 인한 영향을 최소한으로 줄일 수 있다고 한다. 그러므로 스트레스를 줄일 수 있는 구체적인 행동을 하는 것이 무엇보다 중요하다.

병을 고치려면 마음부터 고쳐라

기존의 서양 의학 상식으로 보면 면역계와 감정과 사고를 담당하는 뇌신경계는 아무 상관이 없다는 것이었으나, 근래에 들어서는 심리 작용과 면역의 관계를 연구하는 정신신경면역학이란 새로운 분야가 개척되고 있다. 마음(감정)과 뇌(신경)가 면역 작용과 밀접한 관계가 있다는 것이다.

사실 한의학에서 이런 관점은 전혀 새로운 것이 아니며, 가장 오래된 고전 교과서인 〈황제내경〉에서 이미 그 중요성을 갈파한 기본적인 내용이다. 인간을 소우주로 보고 기혈(氣血)과 정기신(精氣神)의 조화를 건강의 척도로 생각한 한의학적 관점에서는 당연한 이야기인 것이다. 병을 고치려거든 먼저 그 마음부터 고쳐야 된다.

웃으면 암이 낫는다

옛 말에 "한 번 웃으면 한 번 젊어지고, 한 번 화내면 한 번 늙는다." 라고 했다.

이제는 서양에서도 '웃음이 병을 낫게 하는 명약' 이라는 사실을 어느 정도 인정하고 있다. '유머테라피' 라는 요법을 도입하여 성과를 올리는 암 병원도 곳곳에 생겨나고 있고, 그에 대한 실험보고들도 많이 나오고 있다. 또한 류마티스, 교원병 등의 자기면역질환이나 각종 난치병에도 이러한 요법이 효과가 있다고 밝히고 있다.

웃음, 곧 기분이 좋다는 것은 확실히 면역기능에 영향을 미친다. 그리고 면역기능이 정상을 찾으면 면역으로 인한 질환, 즉 알러지, 아토피, 류마티스, 암 같은 병으로 인한 고통도 그만큼 줄어들 수

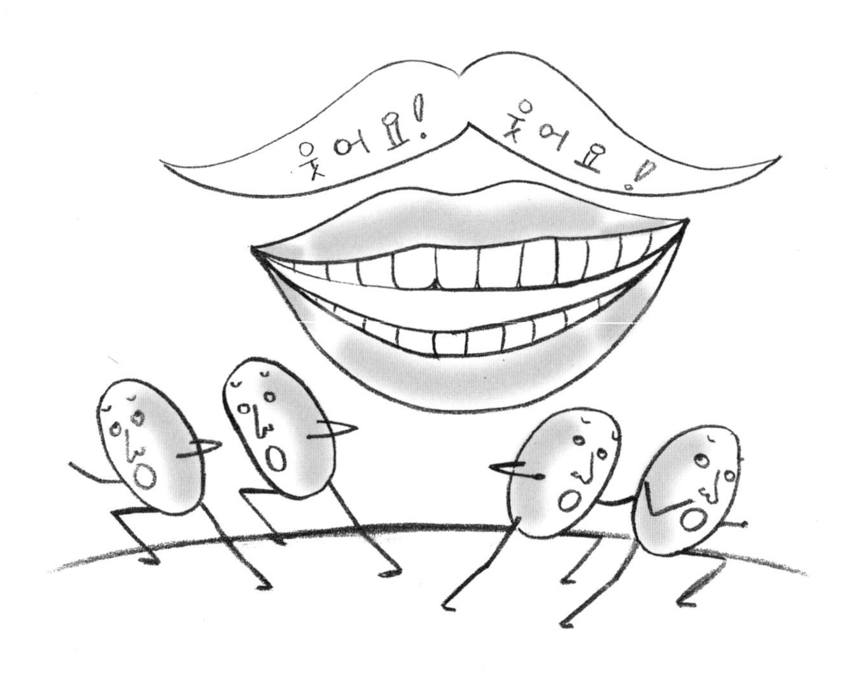

있다.

웃으면 심근운동과 호흡이 활발해져서 몸의 산소 운반이 원활해지고, 복식호흡을 하는 효과를 볼 수 있다고 한다. 복식호흡은 흉식호흡보다 산소를 들이쉬는 양이 4배 정도 크다. 20초간 웃으면 3~5분간 운동한 것과 같은 효과가 나타난다는 것이다.

또한 웃음은 면역기능 뿐만 아니라 정신적으로도 긍정적인 심리상태와 삶에 대한 의욕이 생겨나게 하여 적극적인 행동을 이끌어내게 하는 효능도 가지고 있다.

특히 암환자들은 수술과 화학요법, 방사선요법 등 고통스런 과정을 겪어야 되지만 완치된다는 희망이 없기 때문에 마치 폭탄을 안고 사는 것처럼 늘 두려움의 어두운 그림자가 드리워져 있다.

하지만 앞에서도 언급했듯이 암 같은 난치병을 고치는 사람들은 모두가 낙천적인 성격을 지니고 있다. 게다가 암이 갑자기 '꽝' 터지는 폭탄같은 존재는 더더욱 아니기 때문에 두려움을 떨쳐버리고, 이미 걸린 암에 대해서 고민하면 안 된다. '앞으로 즐겁게 살아갈 수 있는 길을 강구하자.' 라는 생각이 반드시 필요하다.

억지로 만들어낸 웃음이라고 하더라도 그 효과는 크다고 실험에서 밝히고 있으니, 괜히 거울을 보면서 혼자 소리내어 웃어도 좋겠다. 하루 30분만 웃을 수 있다면 백약(百藥)이 필요 없을 것이다.

암치료의 필수적인 요건은 공기와 물이다

우리 몸의 70%는 물로 이루어져 있다. 우리 체내에서 1~2%의 수분만 손실되어도 심한 갈증과 괴로움을 느끼게 된다. 인간은 음식물을 먹지 않고는 4~6주까지도 버틸 수 있지만, 물을 먹지 않고서는 1주일 정도를 견딜 뿐이다.

인간은 식수나 음식물 섭취를 통하여 매일 2,600cc 정도의 물을 섭취하며, 일생동안 60t의 물을 세포 대사에 소비한다고 한다.

물은 우리 몸 속 영양분의 흡수에 도움을 주며, 체온조절, 소화촉진, 혈액순환의 향상, 독소와 가스 방출, 산소 운반, 음식물의 이동과 관절의 용매 역할 등 생명유지에 꼭 필요한 작용을 하고 있다.

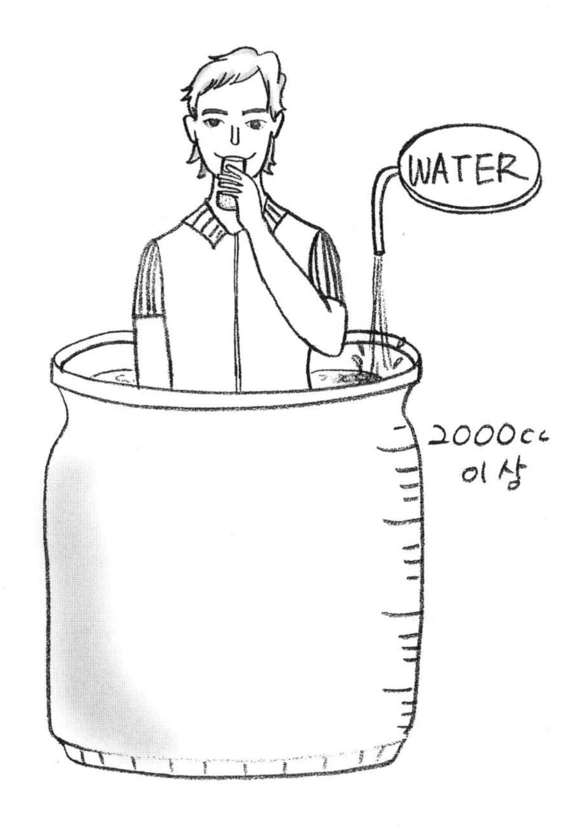

앞에서 암은 성인병이고 전신의 병이며, 잘못된 생활습관에서 기인되는 바가 크다고 강조하였다. 그러면 치료도 성인병이나 만성적인 퇴행성 질환의 치료와 같은 맥락에서 이루어져야 한다.

만성적인 질환은 일단 요양의 개념을 생각하게 되고, 많은 경우 암환자들도 시골의 요양원에서 지내는 경우가 많다. 그런 곳에서 채식요법을 하면서 좋아졌다는 사례도 심심치 않게 보이고 있어서 병원에서 포기하는 경우는 대개 그런 곳으로 찾아가기 마련이다.

하지만 일반적인 요양원은 의사나 간호사가 관리하는 것도 아니고, 체계적인 채식 프로그램을 제시하는 곳도 거의 없기 때문에 효율성이 많이 떨어지는 편이다. 오히려 도심의 병원에서 대체의학 프로그램을 도입하여 의사나 한의사의 관리 아래 암환자의 생활습관을 잡아주는 방식으로 좋은 효과를 보고 있는 경우도 있다.

그러나 도심 한 가운데서 암세포와 싸워 이길 수 있는 기운을 보강해 나간다는 것도 쉬운 일이 아니다.

산과 자연 벗하면 암 치료에 도움 돼

일단 암환자에게는 산이 좋다. 산이 주는 좋은 정기와 나무들이 공급하여 주는 오염이 적은 충분한 산소만으로도 몸은 깨어날 수 있다. 다른 만성 난치병들도 등산이나 운동을 하면서 차차 좋아졌다는 경우도 쉽게 접할 수 있다. 더구나 암 치료에 있어서 산소는 중요한 비중을 차지하므로 산과 자연을 벗하는 것은 더없이 좋은 환경이 될 것이다.

그렇다고 산 속에다 병원을 세운다는 것도 무모한 일이다. 병원을 운영하고 유지하기가 힘들기 때문이다. 그래서 필자도 아직 이상적인 계획만을 가지고 있을 뿐, 실행에 옮기지는 못하는 형편이다. 또, 암환자라고 하더라도 살던 곳을 버리고 무조건 산에 가서 살게 할 수는 없는 일이고, 언젠가 몸이 좋아지면 생업에도 복귀해야 할 것이다. 몸에는 매일 등산하는 것이 좋고, 매일은 힘들더라도 산을 벗삼아 자주 찾는 것이 중요하다.

산을 가까이 하는 것이 현실적으로 어렵다면 물을 찾자. 물론 '산 좋은 곳에 물도 좋다' 지만, 좋은 물은 신경만 쓰면 얼마든지 구할 수 있다.

일단은 물을 많이 마셔야 한다. 가능한 많으면 좋지만 하루에 최소 2,000cc 이상은 마셔야 한다. 한 번에 많이 하루 세 번 마시는 방법도 좋고, 수시로 조금씩 계속 먹는 방법도 상관없다. 하지만 물은 꼭 '살아있는 물' 을 마시도록 해야 한다. 정수기로 깨끗이 걸러진 물은 오염물질은 없겠지만, 미네랄과 산소가 많이 녹아 있는 '살아 있는 물' 은 아니니다. 좋은 물을 많이 마시는 것만으로도 몸 안의 환경은 무척이나 깨끗해질 것이고, 암뿐만 아니라 다른 잡다한 질병들도 사라질 것이다.

암의 예방과 치료를 위해서 채식을 하자

암환자에게 생·채식요법과 녹즙요법을 중요한 치료수단으로 채택한 사람은 막스 거슨이라는 독일계 미국의사였다.

그는 처음에 자신의 편두통을 치료하기 위해 갖은 방법과 권위있는 의사들을 찾아 자문을 받아보았으나 방법이 없다는 결론만을 얻었다. 스스로 해결방법을 찾다가 음식물에서 그 원인을 발견하게 되고, 식사법을 통하여 자신을 비롯한 많은 편두통 환자의 고민을 해결해 주었다. 그 과정에서 역시 불치로 알려진 홍반성 낭창이나 심한 결핵에도 채식 위주의 식사법이 유효하다는 것을 알게 되었고, 자신의 방법이 어느 한 가지의 질병만을 치료하는 것이 아니라 인체 스스로가 질병들을 치유할 수 있게 도와주고 있다는 것을 알

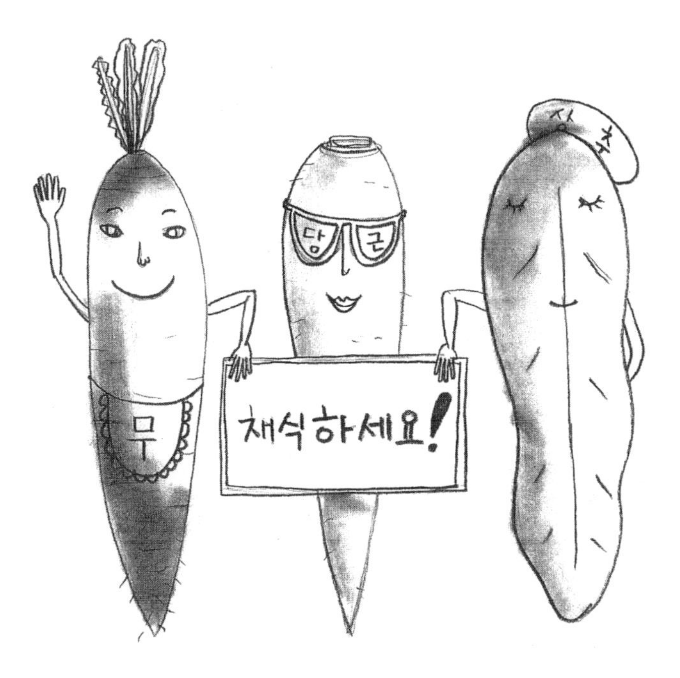

게 되었다.

이것은 어떤 증상을 치료한다기보다는 본질적인 문제를 해결해 준다는 의미였고, 인체를 전체적으로 치료한다는 관점에서 기존의 의학과는 다른 입장을 취하였다.

그리하여 몸 안의 노폐물을 배설하고 제독시키기 위하여 커피관장 방법을 이용하고, 생야채 샐러드가 주식인 식단과 녹즙요법, 그리고 정신요법을 통하여 수많은 암환자들에게 새로운 삶을 찾게 해 주었다. 물론 그는 의학계에서 이단아 취급을 받았고, 그의 치료방법은 미국 내에서 인정받지 못하였다. 말년에는 멕시코에서 암환자를 위한 전문병원을 개설하였는데, 지금은 전세계적으로 유명한 병원이 되어있다.

채식이 왜 필요한가는 동양에서보다 서양에서 더 역설하고 있으며, 과학적인 실험을 통해서도 서서히 그 타당성이 밝혀지고 있다.

거슨요법의 실체는 생 · 채식요법

거슨 박사가 중요하게 역설하는 부분 중의 하나가 칼슘과 나트륨의 관계이다. 두 미네랄이 균형을 잡고 있어야 세포내외의 활동이 정상적으로 유지된다. 그런데 이 균형이 깨지면 문제가 발생한다. 정상적인 채소식에는 인체에 적합한 양의 나트륨을 포함하고 있다. 문제는 가공식품들이다. 일반적인 가공식품들 즉, 통조림이나 저장식품, 냉동식품에는 언제나 소금(염화나트륨)을 첨가하게 되는데 그 양이 정상치보다 높다.

정상적인 인체는 나트륨의 초과분을 신장이나 배설물을 통하여 걸러낼 수 있다. 그러나 매일 많은 나트륨을 섭취하고 세월이 지나고 축적되면, 잉여분을 배출시키는 능력은 떨어지거나 상실된다. 그렇게 되면 효소체계와 면역체계가 약화되어 병을 일으키게 된다는 것이다.

전통적인 서양의학자와 영양학자들의 관점으로는 고기야말로 최고의 '종합영양식품'이고, "건강하려면 고기를 먹어야 한다."고 강조한다. 그러나 채식 애호가들 편에 서있는 의사와 영양학자들은 고기는 발암의 원인이라며 경고한다. 진실은 무엇일까?

진실을 밝혀내기 위해 미국 암협회에서는 10만 명의 육식가들의 건강을 연구했고, 로마린다 대학교에서는 약 6만 명의 채식가들의 건강상태를 25년간 연구하여 두 결과를 비교 분석했다. 두 팀의 연구는 45개 분야에서 비교 평가되었는데, 전 분야에 걸쳐 채식하는 사람들이 육식하는 사람보다 건강하다는 사실이 드러났다. 중요한 몇 가지만 골라 나열해 본다.

〈육식형 & 채식형의 건강지수 비교표〉

▶심장병 사망률을 비교해보면 육식하는 남성이 100명 사망할 때, 채식하는 남성은 66명 사망했다.
▶폐암의 사망률은 육식하는 사람 100명 당 채식하는 사람들은 21명이었다.
▶직장암의 경우에는 육식하는 남성 100명 당 채식하는 남성은 62명 사망했다.
▶전체 사망률에서는 육식가 100명 당 채식가는 72명이었다.
▶이때 참고할 사항은 이 수치를 가지고 유럽의 비슷한 연구실험 결과와 비교해 보면 약 30% 정도 차이가 난다. 미국에서 조사에 참여한 채식가들은 가끔은 육식을 하는 느슨한 채식가 집단이었고, 네덜란드에서 조사에 참여한 재림교인들은 순수한 채식가들이었다. 이 사실은 더욱 순수한 채식가들일수록 현대병과 그 사망률에서 안전하다는 것을 보여주는 것이다.
▶일주일에 3번 이하로 과일을 먹는 사람들 중에서 100명에게 위암이 나타날 때, 3번 이상을 먹는 사람은 16명, 7번 이상 먹는 사람은 1명에게 위암이 나타났다.

이 정도의 결과라면 지금이라도 당장 육식을 즐기는 습관을 버리고, 야채와 과일을 주식으로 해야 하는 충분한 이유가 되지 않을까?

참고로 실험에 참가한 사람들은 ▶채식 위주의 식생활 ▶술과 담배를 멀리함 ▶매주 규칙적으로 예배에 참석하는 공통점만 있다고 되어있다.

만일 여기에 적절한 운동, 생수 많이 마시기, 일광욕, 삼림욕, 충분한 휴식 등을 추가로 열심히 실천한다면 더욱 좋은 결과가 나올 것이다.

칼로리 제한도 암환자 식이에서 필수

암환자의 식이요법에서 중요한 점은 칼로리를 제한해야 된다는 것이다. 영양이 너무 많아지게 되면 그것이 암세포의 환경에 유리하게 작용할 수도 있기 때문이다. 음식을 많이 섭취하게 되면 몸 속에서 피루브산, 아미노산, 락트산 등의 중간생성물이 많이 쌓이게 되고, 이런 이유로 몸 안에 수소이온이 많아지면 산소를 보다 많이 필요하게 된다. 그 결과 산소가 부족해지면 면역기전의 저하를 초래할 수 있다.

이렇게 되면 오히려 암세포의 성장을 돕는 결과가 된다. 게다가 육식을 하게 되면 아미노산이 많이 쌓이면서 노폐물로 작용하기 때문에 산소 소비가 많아지고 암세포가 좋아하는 환경인 무산소, 산성체질이 된다. 굳이 육식을 하지 않더라도 하루에 필요한 영양분

섭취는 충분하므로 고기를 먹지 않아 몸이 약해지지는 않을까 하는 우려는 하지 않아도 된다.

식이요법 자체가 암세포를 죽이는 작용이 뛰어난 것은 아니지만 암의 원인이 되는 환경을 개선하고 면역을 높여주며, 암세포가 분비하는 독성물질을 제거하는 작용에는 효과적이므로 암환자는 반드시 녹즙을 복용하고 채식을 하는 것이 좋다.

수술 후의 녹즙은 훌륭한 암 치료제

녹즙을 복용하는 이유는 비타민과 미네랄을 풍부하게 공급하여 발암물질이 되는 노폐물들을 제거하고 산성화 되어 있는 체액을 알칼리성으로 유지시켜 주기 위함이다. 야채를 녹즙으로 복용하면 소화, 흡수되는 시간이 빠르고 흡수되는 양이 그냥 야채를 먹는 것보다 훨씬 높아진다. 비타민 또한 제약회사에서 합성한 것보다 자연 야채에서 섭취하는 것이 몸에 훨씬 잘 흡수된다는 사실은 누구나 잘 알 것이다.

이렇게 비타민과 미네랄이 풍족해지면 신진대사 기능이 왕성해지고 면역력이 향상되어 인체의 암 저항력이 높아지게 된다. 큰 암 덩어리를 녹즙만으로 없애는 경우는 흔하지 않으나, 수술 등으로 제거하고 난 후 잔존 암세포를 없애는 시기에 녹즙은 아주 훌륭한 암 치료제가 된다.

암은 의사가 고치는 병이 아니다

많은 환자들이 필자에게 가장 많이 하는 질문은 "당신은 암을 고칠 수 있느냐?", "암을 고치는 약을 가지고 있느냐?"이다.

직접적으로 이런 질문을 하지 않더라도 대다수의 환자와 보호자와의 대화에서 느끼는 공통분모이다. 그럴 때는 딱 잘라 말한다. "암에 효과가 있는 약이 있을 뿐이지 암을 고치는 약은 없습니다."

이것 역시 인식의 차이에서 오는 질문이라고 생각한다. 앞서 강조한 바와 같이 암은 전신질환이고 면역계질환이며, 나쁜 습관과 오염된 음식물에서 기인된 것이다. 이런 확신만 가지고 있으면 암을 고치는 약을 찾아 헤매고 다닐 이유가 없다.

암세포를 없애는 약물치료도 중요하고, 방사선요법도 중요하다.

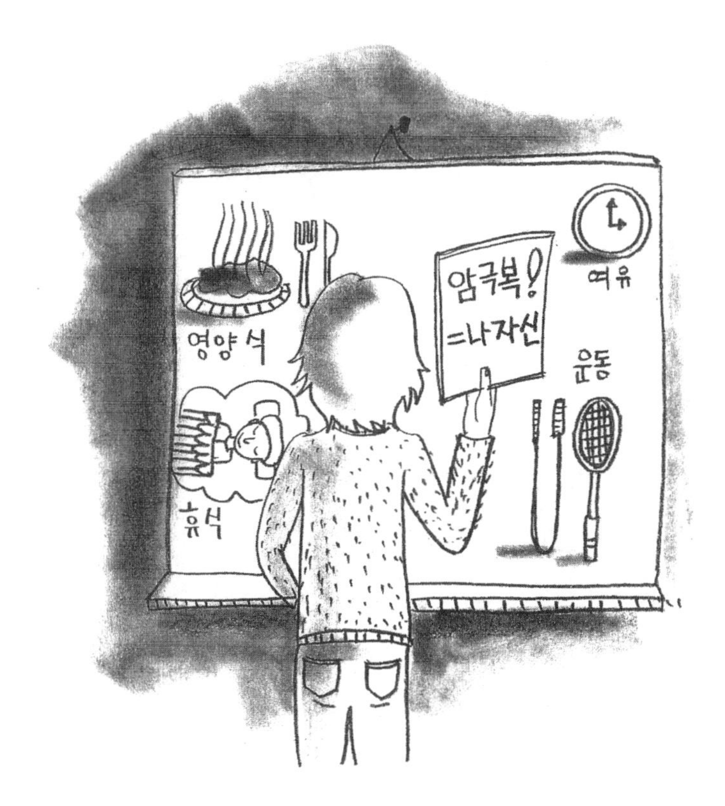

하지만 무엇보다 다시 암세포가 생기지 않게 하고, 지금 몸 안에 남아 있는 암세포가 발 붙이고 살아갈 수 없게 인체내의 환경을 바꾸는 작업을 하지 않고서는 암은 정복될 수 없다.

실제로 필자에게 찾아오는 환자들 중의 상당수가 양방치료로 치료가 잘 되었음에도 다시 재발되어 오는 경우이다. 의사로서는 제일 안타까운 경우이다.

운 좋게 초기에 발견되어서 기존의 수술이나 화학치료 등으로 잘 치료가 되었음에도 불구하고, 자신의 나쁜 습관들을 고치지 못했기 때문에 재발된 것이다. 기존의 의학관점으로는 그 부분까지 관심을 두지 않기 때문에 나타나는 어쩌면 당연한 결과일지도 모르지만, 그런 부분들을 누군가 조기에 가르쳐 주었다면 다시는 암과 싸우는 힘든 길을 들어서지 않을 수도 있었을 것이다. 분명한 것은 재발된 암은 처음보다 더욱 강해진 암세포여서 치료효과가 많이 떨어진다는 것이다.

인체내 환경 바꾸지 않으면 암 정복은 멀다

식단을 바꾸고, 습관을 바꾸고, 운동을 하고, 정신력을 강하게 하는 것은 의사가 해줄 수 있는 일이 아니다. 본인 스스로의 몫이다. 어쩌면 이런 부분이 암 치료에 있어서 의사가 내주는 처방보다 더욱 중요한 부분이라 할 수 있다.

분명 쉬운 일은 아닐 것이다. 짧은 시간도 아니고 최소한 1년 이상 정해진 시간표대로, 짜여진 식단대로만 생활한다는 것이 참으로 고역일 것이다. 하지만 암세포가 덩어리로 자라나는 시간 또한 5년 이상이다. 5년 이상된 병을 단시간에 고치겠다는 발상 자체가 무리이다.

어떤 병이건 오래된 것은 그만큼 치료기간도 길어지는 것이다. 2, 3일된 감기와 한 달 이상 된 감기를 비교할 때 먹어야 되는 약의 분량은 분명 다르다. 게다가 장기치료를 해도 감기가 잘 낫지 않고, 증상이 호전되었다 싶다가도 또 나빠지는 상황이 반복된다면 계속 감기약이나 먹고 있겠는가 묻고 싶다.

분명 체력의 이상을 느끼고 전반적으로 몸이 쇠약해졌다고 느낄 것이다. 그런 상황에서 약이나 먹고 앉아서 '낫겠지' 하고 생각하는 사람은 없다. 충분한 영양을 섭취하고, 휴식시간을 가지며 운동도 시작하고 할 것이다. 비록 몸이 좋아지면 작심삼일처럼 될지라도.

그런데 왜 암에 대해서는 그런 관심이 부족한지 알 수 없는 일이다. 암에 대한 확실한 정보와 믿음이 있다면 이 약, 저 약 찾을 필요가 없다. 좋은 약을 가지고 있는 의사를 찾을 필요가 없다. 그저 확실하고 전반적인 정보와 지식을 제시해 주는 의사면 된다.

그 다음은 본인의 노력 여하에 달려있다. 확실한 믿음과 긍정적인 생각, 적극적인 실행만이 자신을 살리는 길이다.

의사를 못 믿는 환자가 많다

어느 한 여자 환자가 필자를 찾아왔다. 유방암 초기 진단을 받았는데 한방치료를 원하고 있었다. 수술이 가능한 경우에는 수술부터 받는 것이 우선적이다. 그래서 수술부터 고려해 볼 것을 권했지만 본인의 태도가 좀 냉소적이었다. 양방의사와 같은 말을 한다고 불만이었다.

"조기에 발견되었으니 다행입니다. 수술부터 받는 것이 좋을 것 같은데요."

"한방 면역요법으로도 암을 고칠 수 있는 것이 아닙니까?"

"그렇기는 하지만 암을 100% 고칠 수 있는 약은 아직 없습니다. 한방 면역요법은 반드시 필요하지만 암 덩어리가 있는 상황보다는 제거하고 난 후의 치료가 확률적으로 훨씬 효과가 좋습니다."

"그냥 수술받지 않고 치료할 수 있다면 좋겠어요"

"그럼 일단 치료는 시작하겠지만 계속 관심을 가지고 검사는 해야 합니다"

"검사하러 양방병원 가면 수술받지 않는다고 의사들이 핀잔을 주면서 이상한 사람으로 취급하기 때문에 가기가 싫습니다."

다수의 환자들은 수술하지 않고 암을 해결하기를 원하는 경우가 많아서 필자를 당황하게 만든다. 수술이 가능한 시기에 암을 발견하는 경우도 커다란 행운이다. 시기를 놓치고 암세포가 투여한 약물에 반응하지 않는다면 낭패이다.

이런 경우는 일종의 생명을 건 도박이다. 수술 후에도 재발하는 경우가 많아서 면역요법을 해야 암세포의 뿌리를 뽑을 수 있다고 필자는 역설하지만 그렇다고 수술요법 자체를 거부하자는 것은 아니다. 양방요법이든, 한방요법이든 적재적소에 이용해야 하는 것이다.

양방 · 한방치료는 적재적소에 이용해야 효과

대부분의 환자가 암에 대한 지식과 정보부족으로 막연한 공포심만 가지고 치료에 임하고 있어서 문제가 되는 것에 반하여 위의 경우에는 암치료에 대해서 너무 많이 알고 있는 것이 문제였다. 식구중에 암환자가 있어서 그 치료과정을 누구보다도 잘 알고 있는 것

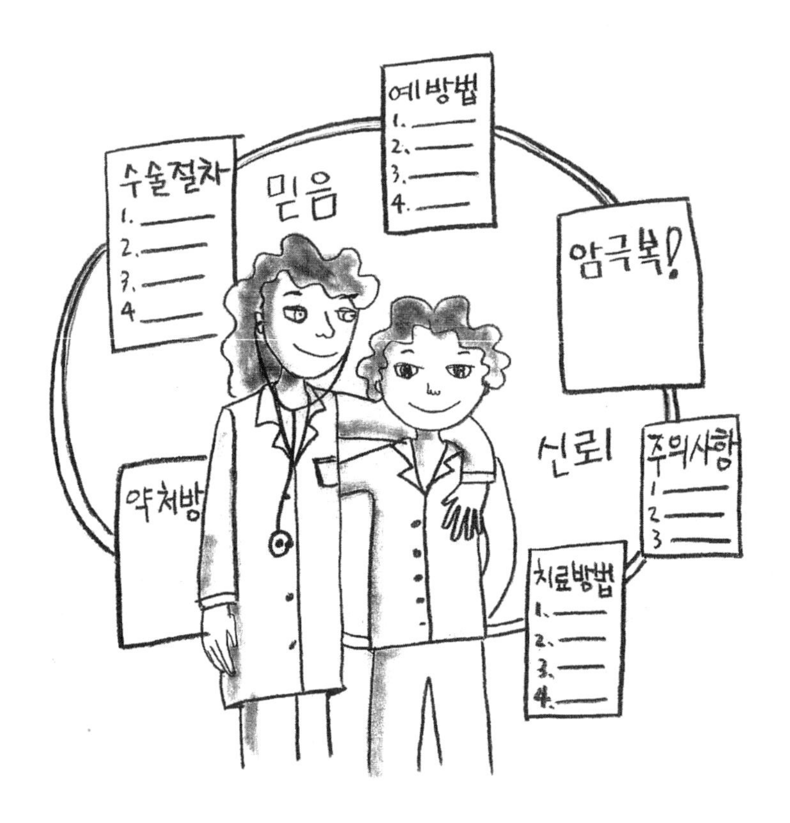

이었다.

수술과 항암요법을 시키는 대로 해보았자 암은 잘 사라지지도 않고, 몸만 더 망가지는 결과를 옆에서 보아왔던 것이다. 하지만 운좋게 초기에 발견된 경우라면 수술은 당연한 것이다.

문제는 의사에 대한 불신에 있었다. 재발된 환자의 경우 의료기관에 대한 불신이 깊다. 환자 또한 암에 대한 지식이 많아져서 새로운 방법이 아니면 암세포를 뿌리뽑지 못한다는 것을 알게 되고,

의사의 처방을 따르지 않게 되는 경우가 많이 있다.

이 환자는 재발의 경우는 아니었으나 기존의 양방적인 암치료가 획기적으로 암을 없애지 못한다는 것을 알고 있는 데다가 처음 진단한 의사가 위험한 지경이니 빨리 수술을 해야 된다고 겁을 단단히 주었던 모양이다.

그런데 그 후에 자신의 진행정도가 상피내암이라는 것을 알게 되었다. 상피내암은 암 덩어리가 만들어지기 전단계로 엄밀히 말하면 암으로 판정내리지 않는 경우이다. 그런데도 심각한 상태인 것처럼 환자에게 이야기를 했으니 개인적으로 불쾌했을 것이다.

그렇다고 하더라도 의사의 지시는 잘 따라야 한다. 단, 양방의사들은 자신의 견해와 치료법을 권할 것이고, 한의사들은 한방요법을, 민간요법을 믿는 분들은 그만의 방법을 주장할 것이다. 그 중에 지금 본인에게 필요한 방법이 무엇인지, 이 방법과 어떤 방법을 같이 이용해야 효과가 더 나을 것인지, 그리고 결과가 좋게 나올 경우와 나쁘게 나올 경우에 각각 어떤 방법으로 대처해야 할 것인가에 대한 확실한 계획이 필요하다.

이 의사를 만나면 이 방법을 택하고, 저 의사를 만나면 저 방법을 써보고 하는 태도는 시간과 돈만 낭비할 뿐이다. 필자가 제시하는 일반적인 암 치료 대책은 첫 번째 수술, 두 번째 면역요법과 운동요법, 정신요법, 식사요법의 병행, 세 번째로 고려하는 것이 화학요법이나 방사선요법이다.

물론 한방요법은 때에 따라 수술에 대비한, 혹은 수술 후의 한방요법, 면역을 키우기 위한 한방요법, 화학치료나 방사선치료의 부작용을 줄이고 치료효과를 높일 수 있는 한방요법 등으로 세분화해서 환자 특성에 맞게 운용해야 한다.

약을 찾아다니는 환자들이 많다

암에 걸린 환자나 보호자들은 암에 효과가 있다는 약과 치료방법을 찾아 전국을 헤매고 다닌다. 어떤 환자들은 암을 고치겠다는 일념으로 외국원정까지 나가는 실정이다.

필자를 찾아온 한 환자의 경우 폐암이 재발되어서 기존의 양방치료의 한계성을 느끼고 다른 방법을 찾아온 경우였다.

보통 그렇듯이 환자와 보호자에게 암이 왜 생기는지, 특징과 그에 따른 대처방안은 어떤 것들이 있는지 설명하자면 30분도 모자란다.

하지만 어떤 방법을 택할 것인가는 환자 본인의 몫이다. 그 다음 양방과 한방치료를 어떻게 적절히 안배하여 병이 좋아지는 길로 인

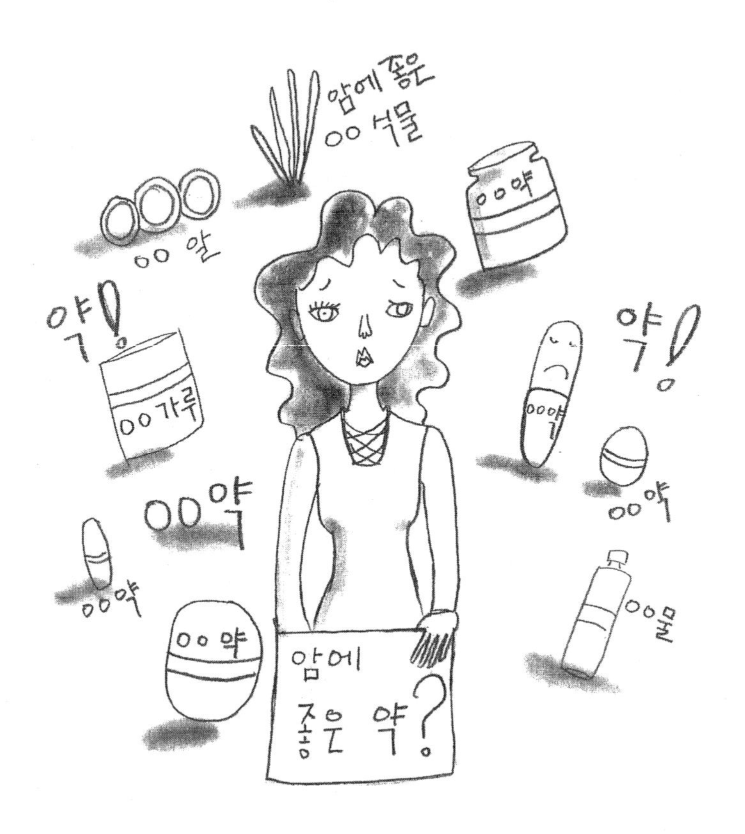

도하는가 하는 것이 의료인의 몫이다.

그 날도 환자와 보호자 모두 고개를 끄덕거리며 이해를 하고, 생각을 좀 한 다음에 치료방법을 결정하겠다고 하고는 돌아갔다.

그런데 바로 그 다음날 보호자로부터 전화가 왔다. 보통 환자들은 어려운 병에 걸리면 병원쇼핑을 하게 마련이다. 아마도 필자를 만난 다음 암을 고칠 수 있다고 하는 다른 한의원을 방문한 모양이었다.

"어제 다른 한의원에 들러서 진찰을 받았는데, 치료가 된다고 하여서 약을 지어왔습니다."

"그런데요?"

"그런데 어제 저녁 방송에서 환자에게 큰소리만 치고 치료된 사람은 별로 없다는 한의원을 고발하는 내용을 보았는데 바로 그 한의원 같습니다. 이미 지어온 약은 어쩌지요?"

"약값은 지불하셨나요?"

"네…. 얼떨결에 비싸지만 지불했어요."

"그럼 그냥 복용하셔야지 어쩌겠습니까? 이미 지은 약을 가지고 다시 환불해 달라고 할 수도 없고…. 몸 상태를 보고 지은 약이니 별다른 부작용은 없을 겁니다."

"그래도 기분이 나빠서 못 먹을 것 같아요…. 그냥 버려야겠어요."

"제 앞에서는 그렇게 신중한 모습을 보이시더니 좀 경솔하셨네요."

"조만간에 다시 한 번 찾아뵐께요."

그리고는 별다른 소식이 없었다. 문제는 약을 찾아다니는 마음가짐에 있다. 그런 환자에게는 의사가 자신감을 보여주는 것보다 반가운 일은 없을 것이다. 그래서 의지를 불어넣어 주기 위하여 자신감을 보여주는 것도 좋은 방법이 될 순 있으나, 암에 대해서 치료효과를 자신한다는 것은 어느 정도라도 과장된 부분이고, 나중의 부작용을 생각한다면 진실을 말해주는 것이 최상이다.

암 치료의 핵심은 보편 타당한 방법을 꾸준히 실천하는 것!

환자나 보호자가 조급함을 가지고 있으면 암 치료가 오히려 어려워진다고 수차례 언급하였지만 사실 현실에서 환자가 여유를 찾는다는 것은 무척 힘든 일이다. 그러니 획기적인 해결책이 있다고 말하는 의사는 무조건 맹신하는 풍조가 만연하고, 조금이라도 희망을 제시하지 못하면 쳐다보지도 않게 되는 것이 우리의 시각이다.

다시 한 번 말하지만 암을 고치는 약은 아직 없다. 암에 효과가 있는 약이나 요법은 많다. 그렇다고 그 많은 약을 다 복용할 수도 없는 것이고, 그 많은 치료방법을 다 써 볼 수도 없는 노릇이다. 가장 보편타당하고 자신의 현실에 맞는 방법을 찾아서 즐겁게 꾸준히 하는 것이 왕도이다. 그렇게 약을 찾아다니는 조급한 마음은 오히려 스트레스에 더욱 노출될 뿐이고, 암의 치료에 역행할 뿐이다.

암도 예방할 수 있다

현재 한국인의 사망 원인 1위는 암이다. 암으로 4명 중 1명이 사망한다고 한다. 미국인은 남성 2명 중 1명, 여성 3명 중 1명은 일생동안 암에 걸릴 위험이 있다고 한다. 많은 사람들이 암은 곧 죽음이라고 생각하고 있지만 조기에 발견되지 않고, 진행된 암이 문제가 되는 것이다. 관건이 되는 암의 조기발견을 위해서는 암의 초기증상을 빨리 인식하여 진단을 받는 것이 중요하다.

이러한 암은 미리 예방할 수 없을까?

예방만 할 수 있다면 경제적인 면이나 시간과 노력적인 면에서 엄청난 이익이 될 것이다. 연일 매스컴을 통해서 환경오염으로 인한 발암물질의 증가가 보도되어 우리를 우울하게 한다. 그렇지만 암에 대해 연구하고 그 해결책을 모색할수록 암은 외부에서 오는 발암물질보다 몸 안에서 생성되는 발암물질을 최소화하는 것이 우선이라는 결론이 내려진다.

몸 안에서 생성되는 발암물질이 문제돼

암세포는 우리 몸의 정상적인 세포가 세포분열할 때 유전자 염색체 돌연변이가 생겨서 만들어지는 불량세포이다. 그럼 왜 이런 돌연변이 세포가 나오게 되는가?

일단 암의 원인부터 열거해 보면 다음과 같다.

▶산소부족설

현재 가장 주목받고 기정사실화 되어 있는 것이 산소 부족설이다. 산소가 부족하면 몸 안에서 산화시켜서 배출해야 할 발암 물질과 같은 유해물질들이 체내에 쌓이게 된다.

▶스트레스

실험으로 밝혀진 결과에 의하면 스트레스를 받은 쥐와 그렇지 않은 쥐의 면역력이 많은 차이를 보였다고 한다. 그러면 종양을 억제시키는 면역능력 또한 많이 감소될 것이다. 사실 스트레스를 받으면 호흡이 얕아지고 산소부족이 더욱 가중된다.

▶과식

음식을 많이 먹는 습관, 즉 과식도 위험한 요소이다. 과식을 하면 락트산, 아미노산, 지방산 등이 많이 쌓이게 되고 몸이 산성화된다. 또한 고기를 많이 먹게 되면 아미노산이 필요 이상으로 많아져서, 암모니아 화합물 등 분해해버려야 할 대사산물을 많이 만들게 된다. 특히 이중에서 활성산소가 암의 주범으로 지목받고 있는데, 이 활성산소도 육식을 하면 더욱 많아진다.

▶운동부족

그 다음으로 열거할 수 있는 원인은 운동부족이다. 운동을 하면 자연히 산소를 많이 받아들이고, 세포 구석구석 산소가 공급되어 신진대사가 잘 이루어진다.

이쯤에서 위에 열거한 암 발생 요인을 가만히 생각해 보면 암도 다른 만성적인 성인병들과 그 원인이 많이 유사하지 않는가?

만성 퇴행성 질환과 성인병의 나쁜 습관에 대해 '만성퇴행성 질환의 생활개선 프로그램'으로 유명한 미국 와일드우드 병원에서 제시한 원인을 살펴보자.

그 첫째는 과식하는 것이고, 두 번째는 운동부족, 세 번째는 육식에 편중된 영양의 불균형, 즉 현대인은 채소와 과일, 곡류의 섭취가 부족하다는 것이다. 네 번째는 충분한 휴식의 결핍이고, 다섯째는 스트레스이다.

암도 어느 한 가지의 요소만으로 발병되는 것이 아니다. 만성적으로 진행되는 다른 성인병도 마찬가지다.

결론적으로, 암도 몇몇 특이한 경우를 제외하면 성인병이라 일컫는 질환과 그렇게 많이 다르지 않고 제일 큰 원인 역시 나쁜 습관과 제대로 자신을 몸을 알지 못하고 돌보지 않은 데 있다.

그렇다면 암도 예방이 가능한 범주의 질병일 뿐이다. 이제부터라도 암을 멀리 할 수 있는 건강한 습관을 가지는 것이 무엇보다 중요하다.

암은 예방 가능한 범주의 질병이다

미국 암 협회에서 제시하는 7가지 암 조기 경보에 대해서 알아보면 다음과 같다.

▶대소변의 특별한 변화
▶잘 낫지 않는 상처
▶비정상적인 출혈이나 분비물
▶유방의 멍울이나 피부가 두꺼워지는 것
▶소화불량이나 음식을 삼키기 어려워질 때
▶사마귀나 혹의 크기나 색깔, 표면 등의 명백한 변화
▶그치지 않는 기침 또는 목이 쉬는 것

하지만 암이 발생한 뒤에 치료하려고 애쓰는 것보다는 암이 찾아

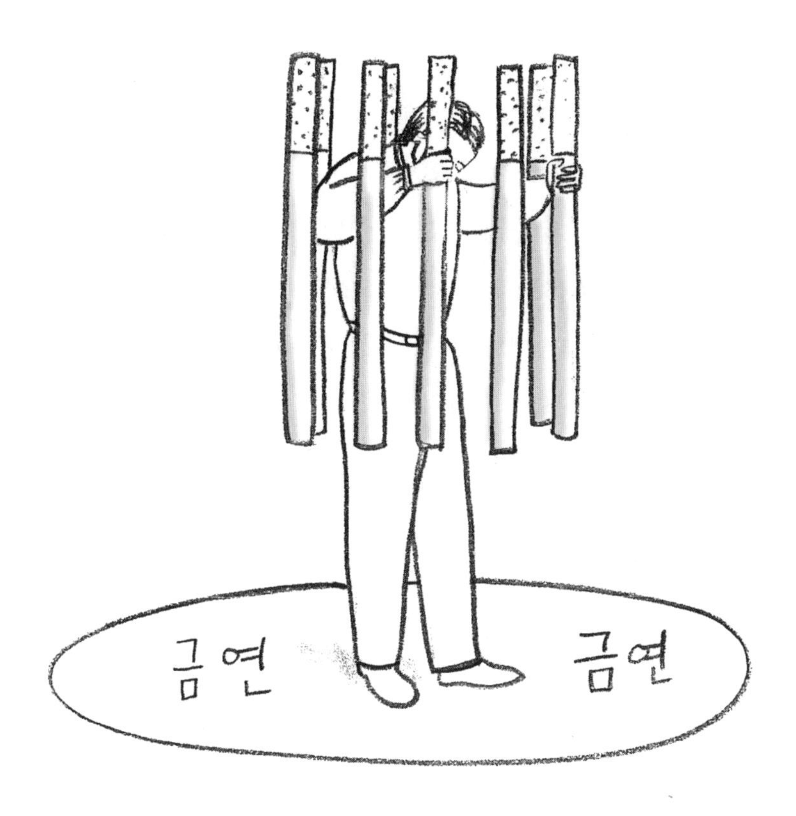

오기 전에 예방하는 것이 우선일 것이다.

암을 예방하기 위해서는 먼저 암을 유발하는 요인들과의 접촉을 피하거나 최소화 하는 것이고, 그 다음으로 암세포들과 싸워 이겨낼 수 있게 면역계를 강화하는 것이다.

발암물질의 대표주자로는 담배가 있다. 흡연은 폐암, 구강암, 인후암, 후두암, 설암, 방광암, 식도암, 위암, 신장암, 대장암 등 많은 암과 직 · 간접적으로 연관되어 있으며, 흡연하는 본인뿐 아니라 주위 사람들까지 간접 흡연으로 암에 걸릴 수 있다. 임신 당시 아빠가 담배를 매일 하루 반 갑씩 피울 경우, 자녀들이 어려서 암에 걸릴 위험이 31%나 증가한다고 한다.

그 다음은 술이다. 술은 구강암, 후두암, 식도암, 간암, 유방암, 직장암 등과 관계가 있으며 1주일에 3~9잔 술을 마신 여성의 유방암 위험은 60% 정도 증가했다고 한다. 특히 55세 이후의 여성들은 하루 1잔씩만 술을 마셔도 유방암 위험이 2.5배나 증가한다고 한다. 잘만 이용하면 술도 약이 될 수 있으나 지속적인 음주나 과음은 역시 백해무익이다.

이제 면역을 증강시키는 방법을 살펴보자. 아무리 주의해도 발암물질에서 완전히 해방된다는 것은 불가능하다. 그러니 스스로 암세포를 이길 수 있는 인체환경을 만드는 것이 제일 중요하다. 이를 요약하면 다음과 같다.

〈암세포 이겨내는 인체환경 4가지〉

▶ 고지방식을 피한다

우선 육식, 즉 고지방식을 피해야 한다. 하와이로 이민간 일본인들의 암 발생률은 본토의 일본인들에 비해 대장암 5배, 전립선암 11배, 자궁암 12배, 유방암 3.5배, 난소암은 3배나 높았다는 통계가 있다.

▶ 항산화제 식품을 충분히 섭취한다

암의 발생을 막으려면 비타민 A, C, E 등 항산화제가 들어있는 과일, 채소, 통곡류, 견과류, 씨앗 등을 충분히 섭취해야 한다. 채소에는 훌륭한 항암성분이 되는 파이토민과 섬유질이 다량으로 들어있어서 암세포의 활성화나 전이를 막을 수 있다.

▶ 절도있는 생활을 한다

신선한 공기와 적당한 햇볕, 그리고 적당량의 운동으로 체중을 조절하고 적절한 수면과 휴식 또한 중요하다.

▶ 1,500cc 이상 물을 마신다

매일 1,500cc 이상의 신선한 물을 마시고 스트레스를 적절하게 해소한다면 면역력은 커지게 되고 암은 더 이상 자리잡을 곳을 잃게 될 것이다.

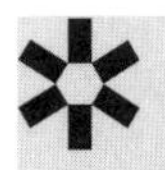

면역요법 한계 극복이 암 정복의 길

암을 치료하는 데 있어 기존의 화학요법, 방사선요법은 폐해가 너무 많고, 득과 실을 따져 보았을 때 그리 성공적인 치료수단은 될 수 없다는 비판이 일고 있다. 그와 더불어 면역학의 발달로 종양면역 체계의 근간이 밝혀짐에 따라 의사와 환자들은 면역요법에 많은 희망을 걸고 있다.

앞서 소개한 이론은 내 몸 안의 종양면역 기능을 끌어올려 놓으면 종양은 자연히 소멸하게 된다는 단순한 이론이지만, 성공할 경우 부작용도 적고 완치율도 획기적으로 증강시킬 수 있는 꿈의 요법이 될 것이다.

면역학자들은 종양면역의 근간이 자연살해세포(NK세포)와 백혈구 중의 일부분, 그리고 종양을 인식할 수 있는 T세포 등으로 나누어진다는 것을 밝혀냈고, 면역계를 활성화 할 수 있는 물질이 따로 있음을 밝혀냈다.

그것이 바로 인터페론, 인터루킨 등이다. 이러한 물질들을 밝혀내고 사람의 손으로 만들어 주입할 수 있는 수준까지 이르자 과학자들은 이제 암은 정복되었다고 생각했다.

그러나 실상은 판이하게 빗나가고 말았다. 이상하게도 반복된 동물실험에서는 우수한 효과를 보이던 이 요법이 사람에게는 적용이 되질 않고 발열, 무력감, 면역력 저하 등의 부작용만 초래하고 만 것이다. 아직까지 사람의 면역계는 밝혀지지 않은 부분이 많다는 증거만 남긴 채 말이다.

인체의 면역기능 높이면 종양은 자연 소멸돼

인터루킨은 염증반응에도 관여할 뿐 아니라 '자가면역질환'이라고 부르는 면역학적 질병에도 깊이 관여하고 있는 것으로 추측된다. 즉, 인터루킨과 같은 사이토카인은 연관된 범위가 너무 복잡하여 마치 곳곳에서 모인 연합군에 애매한 지령이 전달되면 혼란이 생겨 아군끼리 전투가 일어나는 경우와 같다.

이러한 복잡성이 다양한 부작용을 초래하고, 아직 과학이 그것을 다 밝혀내지는 못했기 때문에 면역요법의 한계가 드러나는 것이다.

근래에 많이 사용되는 면역요법을 살펴보면 자연물에서 추출한 성분을 제품화하고, 생약 자체를 그대로 이용하여 주사제로 개발하는 등의 방법이다.

특히 다당체를 가진 식물 중에는 항암효과를 보이는 것들이 많다. 예를들어 버섯의 다당체를 분류해 사용한다거나, 겨우살이 균사를 통째로 이용하는 등의 요법은 이미 안전성과 효능을 검증받아 우리나라에서도 많이 쓰이고 있다. 그렇지만 개개인의 특성에 맞는 약물구성을 할 수 없어 일률적인 약물만 사용한다는 제약도 있다.

또, 이런 면역요법은 말기암에서는 기대하기 어렵고 효과가 있는 사람과 그렇지 않은 환자의 규명도 아직은 어렵다는 한계가 있다.

암에 잘 걸리는 유전적 체질이 있다

면역계는 아직도 많은 비밀이 숨겨진 미지의 대륙과 같다. 하지만 확실한 것은 사람 얼굴생김이 각자 다르듯, 면역도 개개인에 따라 특이점을 가지고 있다는 것이다.

예를 들어 장기이식이나 골수이식을 할 때, 본인 것이 아닌 것을 인지하게 되면 면역계는 적군으로 간주하고 공격한다. 이는 곧 이식의 실패와 생명의 위험으로 이어지게 되는 것이다.

그나마 본인의 것과 아주 유사한 것을 찾아 이식을 하더라도, 기존의 면역계를 화학물질이나 방사선 등으로 무력화시킨 다음에 수술이 행해진다.

이렇게 면역계는 무엇보다 나를 잘 표현해주는 원초적인 나인 것이다. 이 세상에 나와 똑같은 면역계는 존재하지 않는다.

면역계는 사람마다 살아온 환경에 따라 많은 특징이 생긴다. 태어나서부터 외부환경을 접할 때마다 그 물질들이 면역계에 입력되는 것이다. 그러므로 초기에 보다 많은 물질과 접촉해 보는 것이 면역계의 발달에 이로울 것이다.

면역계는 나의 특성을 결정짓는 원초적인 '나'

또, 부모로부터 물려받은 유전적 경향도 무시할 수 없다. 여기서 이야기하고자 하는 것은 면역의 유전과 유전된 체질에 따른 면역의 패턴이다. 알러지 체질의 부모님을 가진 아이는 알러지가 생길 확률이 그렇지 않은 아이보다 확실히 높다. 부모가 심장성 질환이나 뇌혈관 질환으로 고생했다면 당연히 그 질환의 예방에 힘써야 한다.

경중의 차이는 있지만 모든 질병에서 유전적인 요인은 결코 간과할 수 없다. 암의 경우도 마찬가지다. 이전에는 유전과 암은 별 상관이 없는 것으로 생각되었으나 최근 발표되는 연구 결과는 다르다. 암과 유전의 상관관계가 하나 둘 밝혀지고 있으며, 이러한 추세는 계속되리라고 생각한다. 필자는 지금의 연구결과보다 더 많은 부분이 유전적 요인에 있다고 주장하는 바이다. 즉, 암의 발생이 쉬운 유전적 체질이 있다는 것이다.

문제는 이것을 어떻게 발견하고, 암환자가 되는 성향을 빨리 간

파하여 '유전적 가능성으로부터 자유로워지느냐' 하는 것이다.

그래서 필자는 '병이 되기 전에 병을 고치는 의사'가 제일 좋은 의사라고 〈동의보감〉에서 강조하듯, 그 병의 근본을 체질적인 면에서 찾고자 한다.

종합해 보면 유독 종양면역계가 약한 체질이 있다는 가설도 가능하며, 발암물질에 노출되면 유독 심하게 반응하여 돌연변이 세포를 많이 만들어내는 체질이나, 스트레스에 약한 체질 등의 감별이 있을 수 있다.

이러한 체질들은 쉽게 암세포가 생기고 자랄 수 있는 사람인 것이다.

암 치료는 자기반성부터 시작해야 한다

암이 발생하는 원인과 기전, 그리고 하나의 암세포가 커가는 과정을 이해하고 나면, 결론적으로 원인 제공자는 바로 자신이라는 것을 알게 된다.

특수한 직업을 가진 사람이 아닌 다음에야 몸을 제대로 신경쓰지 않고 나쁜 습관에 젖어 많은 시간을 보냈다는 이야기다.

하지만 암환자 대부분은 대상도 불분명한 원망에 싸여있다.

"왜 하필이면 나인가?"

그러나 통계에서도 살펴보았 듯, 세 명당 한 명은 암에 걸릴 것이고, 거의 모두가 예정된 암환자나 다름없다. 그 증상이 빨리 나타났을 뿐이다.

문제는 왜 빨리 나타나게 방치했는가 하는 점이다. 스트레스도 본인 스스로가 주는 것이 대부분이다. 바쁘게 살아야 경쟁에서 이기고, 성공한 사람이 되는 것만은 사실이다. 그에 맞게 살자면 자신을 끊임없이 채찍질해야 할 것이다. 그런 사회가 암이 만연하게 만든 주범이라 해도 할 말은 없다.

하지만 자신의 삶의 환경은 자신이 만드는 것이다.

무엇 때문에 성공하고, 자식을 훌륭히 키워내려고 기를 쓸까? 그것이 곧 행복이기 때문일까? 그렇게 되면 정말로 행복할까?

냉정하게 생각해보면 우리는 남에게 잘 보이기 위해서 그런 희생을 감수하는 경우가 비일비재하다. 좋은 집, 좋은 차, 좋은 간판, 금전적인 여유… 다 좋다. 필자도 그런 유혹에서 자유롭다고 이야기할 수 없다.

하지만 건강을 망치면서까지 그럴 필요가 있을까?

우리는 이따금씩 젊은 나이에 죽음의 문턱을 경험한 사람들의 이야기를 듣는다. 이들의 이야기는 한결 같다. 무너진 건강 앞에서 부와 명예는 한 줌 흙보다 부질없다고.

그러나 깨달았을 때는 이미 돌이킬 수 없는 상황이 되고 만다. 대부분의 사람들은 자신에게 주어진 행운을 망각하고, 언제까지나 그 행운이 함께 할 것이라고 착각하며 살고 있다. 마치 공기의 고마움을 모르듯이….

건강하다는 것은 내가 가진 최고의 행운

분명 건강하다는 것은 내가 가진 최고의 행운이다. 내 아내와 우리 아이들의 건강은 얼마만큼의 금전으로도 바꿀 수 없는 것이다.

하지만 건강도 건강할 때 지켜야 한다. 그 가치를 몰라주면 건강은 내 곁을 언제 떠나버릴지 모른다.

지금도 늦지 않았다. 내가 가진 것을 고맙게 여기고, 그동안 몸에 대해 무관심했던 것을 깊이 반성해야 한다. 그것이 곧 긍정적인 마음가짐의 시작이다. 그 순간부터 투병의 굳은 의지가 생겨날 것이다. 그런 마음가짐으로 병을 대하면 병이 스스로 물러갈 확률은 그만큼 커진다.

이제부터라도 다시금 자신을 돌아보고 몸을 챙기자. 그러면 암을 예방할 수 있을 뿐만 아니라, 암과의 투쟁에서도 빛나는 승리를 쟁취할 수 있을 것이다.

암 치료의 관점을 바꾸어야 한다

이제까지 암 치료는 암세포가 주인공이었다. 어떻게든 암세포를 도려내고, 화학요법으로 청소하고, 방사선으로 태워 죽이는 방법들을 주로 연구했다. 지금 시행되고 있는 암 치료의 근간을 이루는 것은 모두 이런 개념의 치료법이다.

하지만 이제는 암을 바라보는 시각을 달리 해야 한다.

첫째로, 기존의 암 치료는 성공적이지 못했다. 가장 빈발하는 5대 암에 대해서도 그 효과가 확실하지 않으며 수십 년 간, 수십 억불의 연구비를 허비하고도 기존의 방법으로는 암환자의 5년 생존율을 높이지 못하고 있다.

둘째로, 치료성과에 비하여 부작용이 너무 강하다. 물론 화학요법

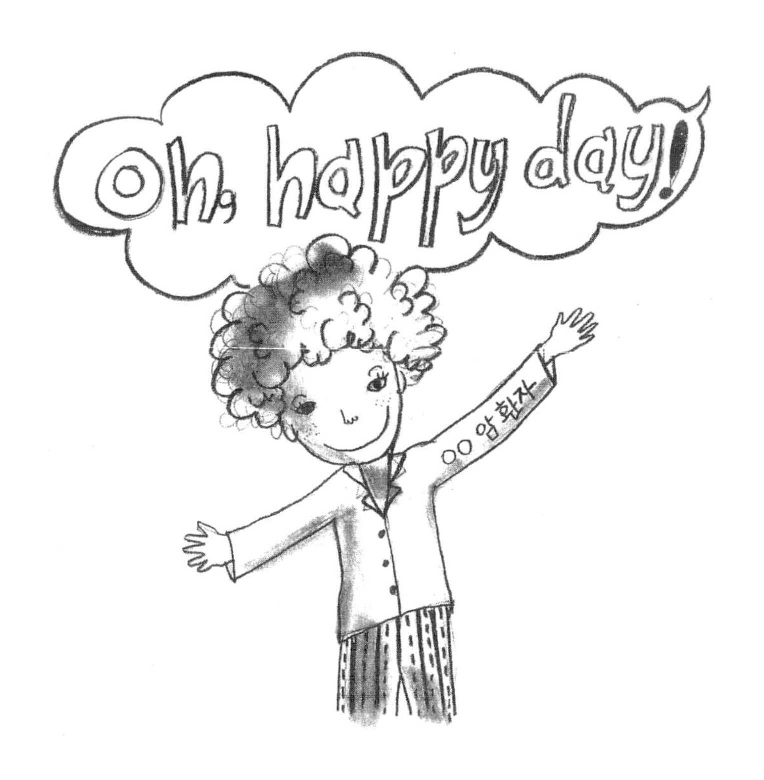

이나 방사선요법이 효과를 발휘하면 더할 나위 없이 좋은 일이고, 얼마간의 부작용이 있다 하더라도 그것 때문에 치료를 망설여서는 안될 것이다.

그러나 10명 중 3명 정도만이 기존 치료에 반응할 뿐이다. 나머지 7명은 암세포의 내성만 키울 뿐 아니라 몸이 심하게 피폐하게 되고, 오히려 생명을 단축시키는 결과를 낳고 만다.

셋째로, 환자의 삶의 질을 생각해야 한다. 암환자라고 해서 오늘 당장 암이 나의 신체에 영향을 주는 것은 아니다. 당장 내일보다 오늘을 즐겁게, 보람있게 보내는 것이 제일 중요하다.

하지만 기존의 화학치료나 방사선 치료는 증상도 별로 없는, 정상적인 활동이 가능한 환자를 중환자로 만들어버리고, 그 후유증은 상당히 오랫동안 지속되는 경향이 있었다.

심하면 후유증을 극복하지 못하고 조기에 운명을 달리하는 결과를 초래하기도 한다.

화학요법이나 방사선요법을 시행할 때는 무엇보다 삶의 질을 고려해야 하며, 효과도 나타나지 않는 치료를 무모하게 지속하는 현재의 행태는 분명히 바로잡아야 한다.

넷째는, 면역을 고려해야 한다. 암과 싸우는 인체의 가장 확실하고 직접적인 대처는 면역력이다. 어떻게 하면 내 면역력을 키워 암과 싸우고, 암이 더 이상 퍼지지 않게 하느냐가 암세포와의 투쟁에 있어서 가장 중요한 대목이다. 그런데 기존의 치료법은 무차별 공격으로 오히려 내 몸의 면역력을 파괴시키고 있을 뿐이다.

암세포가 분열하여 종양덩어리가 되는 것은 기본적으로 면역이 제 기능을 다하지 못해서이다. 면역을 살리는 방법을 강구하지 않는 암 치료법은 절름발이 치료법이 될 수밖에 없다. 더불어 다른 치료를 하더라도 암환자에게 면역력은 항상 염두에 두어야 되는 최우선 과제이다. 그러니 아무리 강조해도 지나치지 않는 부분이다.

기존의 암 치료를 완전히 버릴 수 있는 새롭고 강력한 치료법은 아직 없다. 하지만 새로운 방법이 없다고 효율성이 떨어지는 옛날

수단을 계속 강요하는 것은 분명히 잘못된 것이다.

치료의 중심을 암세포가 아닌 인체로 바라보면 얼마든지 보완책을 강구할 수 있으며, 그 해답은 대체의학이나 한의학적 관점에 있다. 이러한 성과들은 이미 일본, 중국 등에서 2~30년 전부터 보고되고 있다.

암세포는 무조건 없애야 된다는 생각을 바꾸고 고혈압이나 당뇨처럼 조절하자는 발상의 전환이 필요한 것이다.

암을 낫게 하는 이미지 요법 & 기공요법

운동선수들은 이미지훈련이라는 것을 한다. 실제로 몸을 움직여 훈련하는 것이 아니라 상상력을 동원하여 시합을 진행하고, 자신의 능력으로 이기는 상상을 해나가는 훈련이다.

TV 시청을 하듯, 구체적인 상황을 설정해 놓고 시간시간마다 자신의 동작을 점검해서 최상의 컨디션일 때 자신의 능력을 발휘하여 게임을 이기는 즐거운 줄거리를 짜보는 것이다.

실제 시합에서 이런 완벽한 상태로 항상 이기는 것은 힘들겠지만 이러한 상상은 자신감을 크게 키워주고, 시합 당일 긴장감을 감소시킬 수 있는 아주 좋은 훈련법이다.

이런 이미지 훈련은 이완효과로 능력을 최대한 발휘시키고, 실제 운동능력도 향상시킨다는 사실이 여러 가지 실험을 통해 밝혀졌다.

미국의 칼 사이몬트 박사는 이러한 이미지 훈련을 암 치료에 적용하여 성과를 올리고 있다. 화학요법을 받는 환자는 약물이 온몸으로 퍼져서 암세포를 닥치는 대로 공격하는 이미지를 떠올리고, 더불어 내 몸의 킬러세포들도 암을 공격하여 암세포가 점점 파괴되는 과정을 상상하는 것이다. 실제로 이런 상상력을 치료에 응용한 결과 암 환자의 생존기간이 4배로 연장된다는 사실이 보고되었다.

자신감과 정신력은 질병 이기는 힘

자신감과 정신력은 어떤 질병에 응용해도 성과가 있을 것이다. 그러나 막연한 자신감 고취는 한계가 있고, 그 뒤에 숨어있는 불안감은 누구나 어쩔 수 없다. 그런 면에서 이미지 요법을 치료과정에 도입하는 발상은 아주 획기적이다.

이렇게 구체적으로 방법을 제시하고 실천하면 전보다 훨씬 새로운 효과를 경험하게 될 것이다. 마치 좋아하는 감정을 마음으로만 품고 있을 경우와 실제로 말로 전달하게 되었을 때의 상황이 엄청나게 차이가 나게 되는 것과 같다고 할까.

문제는 '실천을 하느냐 안 하느냐'이다. 이미지 훈련을 하면 심리적인 효과로 안정감을 회복할 수 있고, 숙면을 취할 수 있어 피로를 감소시킬 수 있다.

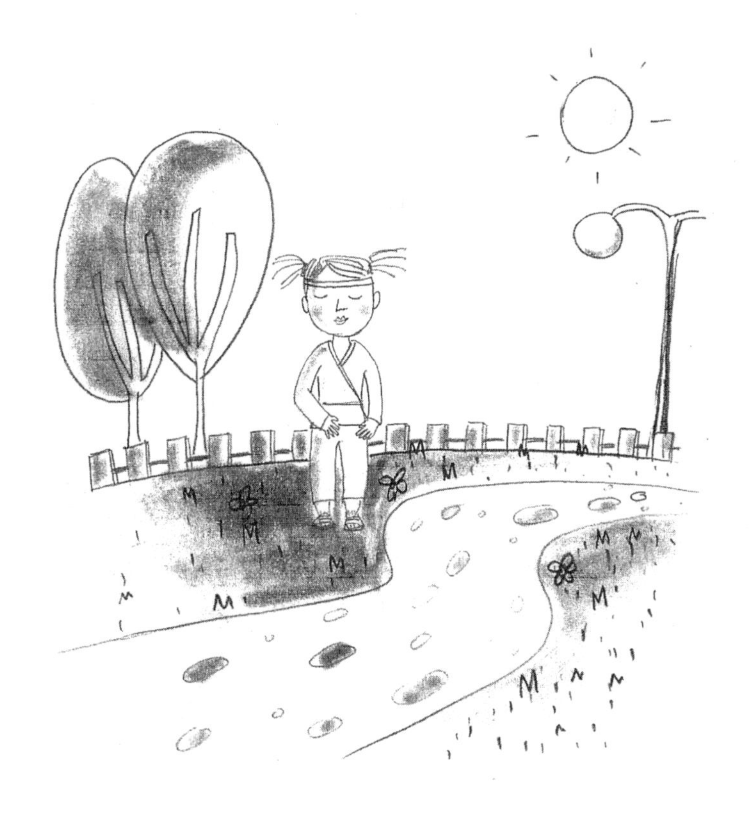

정신요법은 건강증진에 좋은 효과 나타내

동양에서는 정신적 요법을 아주 오래 전부터 건강을 유지하거나 질병의 치료에 이용해 왔는데, 그것이 바로 기공이다.

중국에서는 어딜 가나 아침 저녁으로 공원이나 도로 옆, 약간 큰 공간만 있어도 사람들이 모여 기공을 한다.

주로 이용하는 것은 태극권인데, 동작에 따라 양씨 태권권, 당씨 태극권, 당랑권 등등 옛부터 내려오는 무술동작을 쉽게 만들어서 호흡법과 더불어 시행한다. 당장 무슨 효과가 나타나는 것은 아니지만, 큰 무리가 없는 훈련으로 꾸준히 하면 건강증진에 많은 효과를 나타낸다고 한다.

기공은 간단히 말해서 인체의 기(氣), 우주만물의 기(氣)를 이용하자는 것이다. 우리 몸의 기가 흐트러져 있기 때문에 건강이 나빠진 것이므로 기를 바로 잡고, 강하게 하여 건강을 증진시킨다는 원리이다.

단전호흡 같은 방법을 위주로 하는 정공(靜功)이 있고, 정해진 동작을 따라하는 태극권 같은 것은 동공(動功)에 속한다. 그 안에는 마음을 닦아내는 의미도 함께 담고 있다.

무엇이 정말 인체를 살려내는 기공법인가 하는 문제는 많은 논란이 있을 수 있다. 스스로 기공연마를 해서 체내의 '기 에너지'를 증강시키고, 자연치유력을 높여가는 방법이 보편적인 기공법인데, 살펴보면 굉장히 많은 방법이 있고, 서로가 자신의 방법이 제일 좋다고 말하고 있기 때문이다. 그러나 기본정신과 도달목표는 대동소이하다.

특히 기공의 경지가 높은 숙달자가 '기 에너지'를 환자에게 불어넣어 건강을 회복시키는 기공법도 있다.

하지만 정말 그 정도 능력을 가지고 있는 사람은 많지 않다. 게다가 그 능력을 측정할 방법도 없는 형편이니 혹세무민하는 자들이 있는 것도 사실이다. 그리고 대가로 고가의 치료비를 요구하는 경우도 많아서 이런 방법을 이용하는 것은 반대한다.

스스로 기를 쌓을 수 있는 시간은 충분하다. 스스로 땀 흘리고 노력하는 과정이 없는 결과는 언제나 모래성처럼 허무한 경우가 대부분이기 때문이다.

중국의 곽림기공은 암 환자에게 효과적

필자가 북경에서 알게 된 사실은 암환자들이 주로 하는 기공법이 따로 있다는 것이다. 곽림(郭林)기공이라는 것인데, 곽림이라는 여성화가가 자신의 자궁암을 치료하기 위해 기공 훈련을 하다가 자신만의 기공법을 개발해낸 것이다. 현재 중국 전역에서 100만 명 이상의 암환자가 이 곽림 기공을 매일 같이 하고 있으며, 국가에서도 공인하고 권장하는 기공법이다.

북경에는 산이 없어서 옛부터 공원을 많이 조성해 놓았는데, 그 중 북해공원에 가면 매일 아침 곽림 기공을 가르쳐 주기 위해 자원봉사자가 나와 있다. 여기에 나온 기공 선생들은 자신들이 곽림 기공을 통해 암 치료를 했다고 주장하는 사람들이다. 그 중 한 분은 병원에서도 다 포기한 상태로 먹지도, 잘 움직이지도 못하는 경우였는데, 오직 살아야겠다는 일념 하나로 곽림 기공에 매달린 결과 암을 고쳤다고 했다.

그런데 곽림 기공을 수련한 사람들 중엔 이런 체험을 한 이가 적지 않다고 하니, 필자도 암을 전공하고 있지만 참 불가사의한 일도 많다고 느꼈다.

암 치료에 도움이 된다면 무엇이든 해야 한다고 필자는 생각했기에, 일주일에 두어 번 공원에 가서 곽림 기공을 배워 보기도 했다.

기공의 방법은 비교적 간단하다. 하늘을 열고 자신의 몸을 깨우는 동작을 한 다음 몸의 힘을 빼고, 숨을 두 번 들이마시고 한 번 내쉬는 박자를 지속하면서 독특한 걸음걸이로 걷는 것이다. 박자에 맞게 몸통과 머리도 방향을 바꾸어주고, 그에 따라 양 손도 좌우로 휘휘 저어주며 일정한 속도로 호흡에 맞추어 천천히 앞으로 나아가는 동작이다. 어떻게 보면 춤추는 것 같기도 하고, 신선이 걷는 모습을 형상화 한 것 같기도 하다. 만약 기회가 되면 자세히 설명하는 기회를 갖도록 하겠다.

일본에서도 이런 저런 기공법을 실천하고 있는 사람들의 면역력을 측정하는 실험을 했더니 자연살해세포가 증가되었다는 보고가 있다.

우리나라에서도 앞으로 기공법이 널리 퍼져 암 치료의 기본 요법으로 자리잡았으면 하는 것이 필자의 바람이다. 비용도 들지 않고, 부작용도 없으니 일석삼조가 아닌가?

암의 공포로부터 벗어나자

암 선고를 받으면 누구나 죽음의 그림자를 생각하고, 극심한 공포와 허탈감에 시달린다. 그리고 남은 시간을 계산한 후 우울증, 자포자기 등 다양한 스트레스 증후군에 빠지게 된다. 아무리 조기에 발견되고 완치가 가능하다고 판단이 되어도 암에 대한 공포와 스트레스에서 벗어나기는 힘들다.

하지만 이런 스트레스를 이겨내는 마음가짐이야말로 암 치료의 절반 이상을 차지하는 중요한 부분이다. 그 공포심과 스트레스에서 조금씩 벗어나는 길이 암과 싸워 이기는 길이다.

채식요법을 암환자에게 처음 적용하여 많은 성과를 올린 바 있는 막스 거슨 박사도 제일 중요한 치료법으로 정신요법을 강조하였다.

암을 정확하게 이해하면 막연히 무섭고 불안한 감정도 사라질 것이다. 앞에서 언급한 바와 같이 젊고 건강한 사람이라도 몸 속에서 하루에 약 5천 개 정도의 암세포가 만들어진다고 한다.

우리 몸을 구성하는 총 세포 수는 약 60조 개 정도이고, 이중에서 약 2%에 해당하는 세포가 매일 교체된다. 수십 억 개의 세포가 매일 새로 만들어질 때마다 각각의 DNA가 복제되는데, 참고로 DNA에는 도서관 하나 분량에 맞먹는 정보가 이력되어 있으며 이 중에서 일부 잘못 복제되는 세포도 나오게 된다. 그러면 유전자에 상처가 생겨 작동되지 않아야 할 암 유전자가 잠에서 깨어나게 되는 것이다.

암 치료의 시작은 스트레스증후군 극복부터!

암 유전자는 사람이라면 누구나 갖고 있다. 또는 지금까지 60종류 이상의 암 유전자가 발견되었다. 즉, 사람은 처음부터 암에 걸릴 가능성을 가지고 태어나는 것이다. 단지 암 유전자는 DNA속의 대부분의 유전자들처럼 잠자고 있는 유전자 중의 하나일 뿐이다. 또한 DNA속에는 암 억제 유전자도 있어서 암 유전자가 깨어나서 활동하지 못하도록 감시한다고 한다.

실제 세포가 분열할 때는 유전자에 상처가 생긴 돌연변이세포가 나오더라도 백혈구 림프구에 있는 자연살해세포(킬러세포)들이 먼저 암세포를 찾아 파괴시켜 버린다.

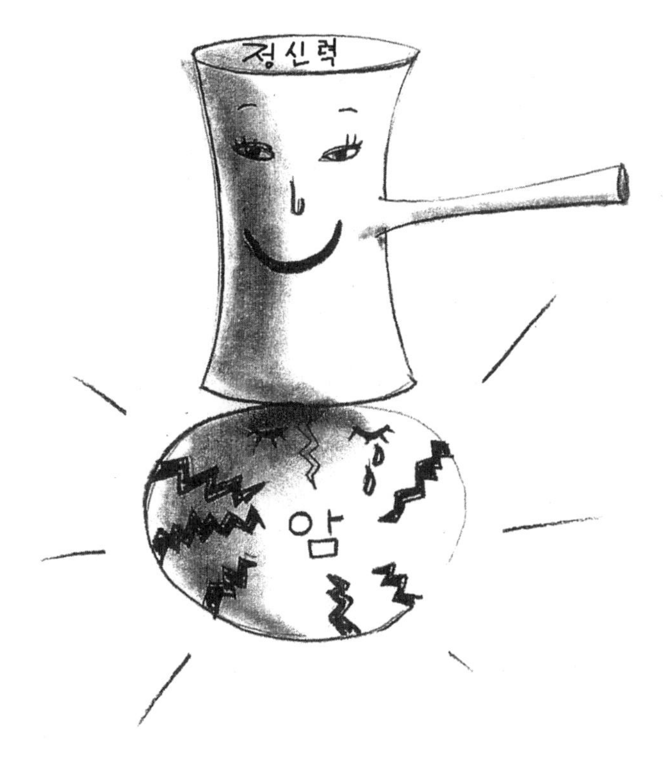

그런데 왜 세 명 중 한 명은 암에 걸리게 될까?

문제는 어떤 이유로 면역력이 저하되고, 킬러세포의 힘이 약해지거나 암세포 수가 킬러세포가 감당하기에 너무 많아졌기 때문이라고 가정할 수 있다.

킬러세포를 피한 암세포는 숨어서 조금씩 증식하는데, 암세포가 100만 개 정도로 늘어나면 직경 1mm 정도의 크기가 되며, 조기발견이 가능하다는 1cm 정도로 자라면 이미 암세포는 약 10억 개 정도까지 늘어난 상태가 된다. 그리고 이렇게 되기까지 약 5년에서

10년의 세월이 필요한 것이다.

그런데 암 이외의 원인으로 사망한 사람이라 하더라도 해부해서 자세히 살펴보면 1~2mm의 아주 작은 암 덩어리는 자주 발견된다고 한다.

이렇게 미세한 암 덩어리들을 잠재암이라고 하는데, 연령이 높아질수록 발견율도 높아진다. 70세 이상의 경우 거의 반 이상이 잠재암을 갖고 있다고 해도 과언이 아니다. 위궤양 수술로 절제한 위의 일부를 조사해 보면 거의 예외없이 미세한 잠재암이 발견되는데, 이렇게 잠재암이 발견되는 비율은 실제로 위암 발병률의 약 10배에 해당한다.

결국 대부분 사람들의 몸 안에 암세포 덩어리가 잠재되어 있다고 봐야 된다. 암세포가 있으면 암환자라는 명제 하에서는 모든 사람이 암환자인 셈이다.

그러나 모든 사람이 암환자가 되지는 않을 뿐더러, 그냥 잠재암 상태로 유지하는 사람도 많이 있다는 사실을 주목해야 한다. 이것이 바로 우리 몸의 면역의 힘이다. 우리 몸 자체에 암과 싸울 힘이 충분히 있는 것이다. 그리고 이것을 제대로 살려내기만 한다면 암 덩어리가 몸 안에 있더라도 더 커지지 않도록 막을 수 있으며, 더 나아가 암 덩어리 크기를 줄이고 다시 발생하지 않도록 막을 수 있다.

암을 이기는 힘은 우리 인체의 면역력

암세포도 내 몸 안의 세포일 뿐이다. "병을 고치려면 그 병을 사랑하라."는 역설적인 말이 있다.

이 말은 암 같은 병에 꼭 어울리는 표현이라고 생각한다. 그 병을 사랑한다는 것은 먼저 이해하는 것부터 출발해야 한다. 그리고 몸의 생명력을 키우는 작업을 꾸준히 하면 암은 성장을 멈추고, 더 이상 생명을 위협할 수 없을 것이다. 암을 바로 이해하고 공포에서 벗어나는 것이 곧 암을 이길 수 있는 길임을 명심하자.

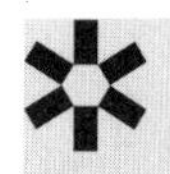

말기암일수록 면역력을 높여야 한다

말기암이 되면 복수가 차고 손발이 붓기 시작한다. 식욕도 많이 떨어지고 우울한 기분과 함께 수면장애도 나타난다. 체중이 저하되고 체력도 급격히 떨어지게 된다.

이러한 증상을 '악액질' 이라고 하는데, 최근들어 면역학적인 원인으로 인터루킨 6, 인터루킨 10과 같은 면역억제물질이 몸 안에 증가하기 때문이라는 사실을 밝혀냈다.

우리 몸의 T세포가 인터루킨 1과 같은 면역증강물질을 만나면 면역이 활성화 되지만, 면역억제물질을 만나면 암에 대한 면역력은 더욱 억제되는 것이다. 몸 안에 암 덩어리가 더욱 살기 좋은 환경이 되는 것이다.

이런 환자가 면역요법을 받으면 식욕을 되찾고, 잠을 편히 잘 수 있어 몸이 가벼워지며, 체력도 회복되어 무리하지 않는 일상생활은 어느 정도 가능해진다.

물론 아직까지 말기환자의 암 덩어리를 면역요법만으로 해결할 수는 없지만, 암으로 인한 통증과 악액질 때문에 생기는 부작용을 없애는 것만으로도 면역요법은 분명히 가치가 있다.

면역요법을 알면 암정복의 길이 보인다!

화학요법이나 방사선요법은 항종양 효과가 있지만 이러한 악액질을 없애는 효과는 전무하다. 오히려 악액질을 조장하는 역할을 할 뿐이다.

몸 상태를 좋게 하는 것은 첫 단추를 끼는 것과 같다. 자연히 몸 안의 면역능력을 키워주고, 그것은 곧 암과 싸울 수 있는 기운을 북돋아 준다. 일단 암세포가 마구 퍼지거나 자라는 것을 견제할 수 있으니, 암 덩어리가 자라는 것을 멈추게 하거나 최소한 발달속도를 늦추게 되는 효과를 볼 수 있다. 더 나아가 암 덩어리가 줄어드는 기쁨도 누릴 수 있을 것이다.

아쉽게도 아직까지는 소수의 환자만이 그 기쁨을 가질 수 있었다. 그러나 면역요법의 발전 가능성은 무궁무진하다. 면역에 대해서 연구할수록 면역요법도 발전할 것이며, 암 정복의 길도 열리게 될 것이다.

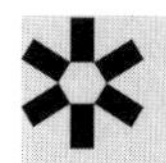

암의 본질은 노화다

현대에 들어서는 암이 가장 높은 사망률을 나타내는 질환이다. 이것은 평균수명이 늘어난 것과 아주 밀접한 관계가 있다. 사회가 고령화되면서 암이 자랄 시간적 여유가 많아지고, 암 유전자가 나타날 가능성도 많아졌기 때문이다.

인간의 수명이 고작 40~50년이었던 시절에는 암에 걸렸을 사람이라도 그 전에 수명이 다해서 암 유전자가 채 나타나기 전에 사망했을 것이다.

고령이 되면 암세포가 면역감시망을 빠져나올 수 있는 확률이 급격히 높아진다. 즉, 나이가 많아지면 종양에 대한 면역능력이 저하되는 것이다. 대개 70세 이상 고령자에게는 인체 내에 몇 mm 정도의 암 전단계 작은 종양들이 빈번하게 발견된다고 한다.

엄격히 따지면 일정한 연령 이상은 누구나 초기 암환자다. 하지만 활동성이 결여된, 잠복상태의 암세포이기 때문에 암이라고 판정하지 않는다.

일정 연령 이상되면 누구나 초기 암 환자?

암의 조기발견 검사를 회의적으로 보는 시각은 이렇게 얌전한 잠복상태의 암을 찾아 수술해 놓고 병을 고쳤다고 하는 주장을 비판한다.

게다가 힘이 세고 악성도가 큰 암세포는 조기에 발견될 가능성이 없고, 설사 조기에 발견되더라도 100% 재발하기 때문에 수술로 완치가 안 된다는 것이다.

결국 전 국민을 상대로 한 조기발견 검사 비용만 낭비하고 있으며, 언제 커질지도 모르는 얌전한 암세포를 힘들게 수술한 필요가 있느냐는 것이다.

조사결과 조기 검진의 성과로 매년 암 환자의 수는 증가하지만 암으로 인한 사망률은 제자리 걸음이거나 오히려 상승하고 있다. 조기검진 프로그램이 암 사망률을 낮추는 데 도움이 되지 못한다는 결론이다.

물론 그외에도 해마다 암에 걸리는 사람의 비율은 높아지고 젊은 나이에 암에 걸리는 사람도 증가하고 있으나, 장수만이 암이 늘어

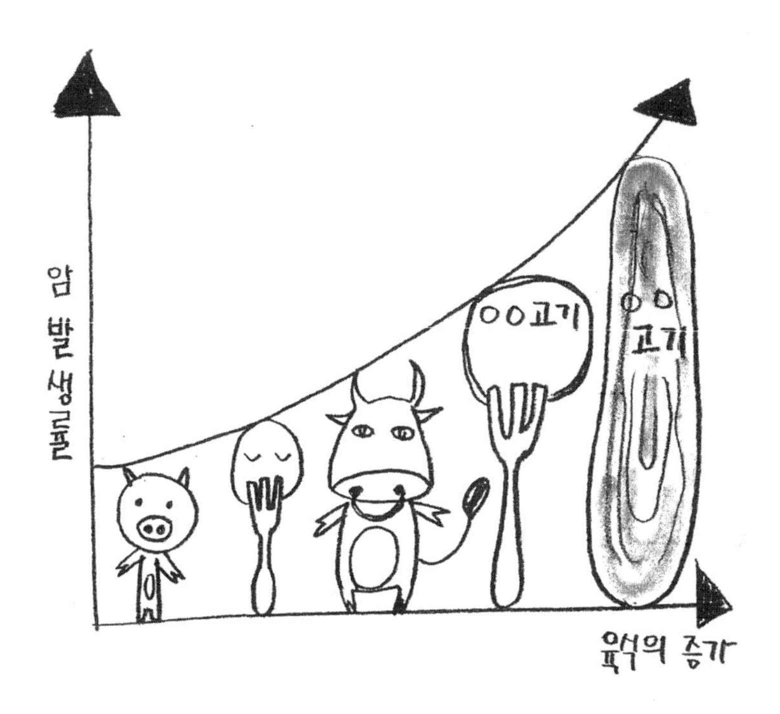

가는 원인이라고 말할 수는 없다.

대표적인 원인 중 하나는 역시 식생활의 변화다. 육식을 하면 신진대사 과정에 남는 중간생성물이 많아지고, 이러한 중간생성물을 제때 산화시키지 못하면 발암인자가 될 가능성이 높아진다.

비단 암뿐만 아니라 육식은 인체의 노화를 촉진시키고 면역을 저하시킨다. 동물성 지방의 과다섭취는 대식세포의 기능저하를 일으키기 쉽고, 리놀레산의 지나친 섭취는 임파구나 자연살해세포의 기능 저하를 초래한다.

리놀레산은 오메가-6계 불포화지방산으로 체내에서 합성되지 않는 필수 지방산이지만 지나치게 섭취하는 것은 좋지 않다. 오메가-6계 불포화지방산의 지나친 섭취를 예방하려면 오메가-3계 불포화지방산이 많이 포함되어 있는 들기름 등을 섭취하는 것이 좋다.

옛날 우리 조상들의 식생활은 이런 면에서도 균형의 지혜가 있었다. 또한 섬유성분이 많은 식사를 통하여 대장암을 예방하였다.

먹거리를 생각할 때 단순히 영양면만 고려할 것이 아니라 면역과도 관련이 있다는 점을 주목해야 한다.

또한 각종 식품첨가물이나 환경오염성도 심각하게 고민해 보아야 한다.

암 치료의 기본은 스트레스 조절

암 예방이나 암 치료의 기본은 스트레스에서 벗어나는 것이다. 나이가 들수록 점점 스트레스가 증가하기 마련이다. 스트레스 조절이야말로 건강하게 노년을 보내는 가장 중요한 요소이다.

실험 결과 쥐에게 스트레스를 주면 암에 걸리기 쉬울 뿐만 아니라 암의 증식이나 전이도 빠르다고 한다. 스트레스를 받게 되면 면역 억제 계통인 대식세포가 증가하고, 혈액 안에 면역 억제성 단백물질인 IAP가 증가한다. 그리고 헬퍼 T세포 안의 헬퍼 T세포 2계통이 활성화되어 암의 면역 기능이 면역 억제 쪽으로 작용하게 된다고 한다.

여기서 강조되는 것은 정신요법이다. 투병에 대한 자신감이 없거나 암세포가 몸 안에 있다고 너무 스트레스를 받으면 어떤 요법이나 약물도 효과를 발휘하지 못한다.

암을 이길 수 있다는 자신감으로 왜 암이 생겼는지 스스로 분석해 보고, 그에 맞는 대책을 세워 꾸준히 실천한다면 암 치료도 오르지 못할 산은 아닌 것이다.

마약은 되도록 적게 사용해야 한다

암에 의한 통증도 면역기능을 감퇴시키는 중대한 원인이다. 통증에 대한 공포 또한 엄청난 스트레스가 된다. 그러므로 말기 환자에게는 통증을 제거하는 것이 가장 중요한 문제이다.

통증을 줄이기 위해서 얼마간의 약물투여는 불가피하다. 그렇다고 마약류의 약물을 과잉 투여하는 것은 면역기능을 강하게 억제한다.

면역요법은 통증의 개선에도 많은 도움을 준다. 마약의 사용량도 줄일 수 있고 인체상태를 개선시키며, 종양의 크기도 줄일 수 있다. 그와 함께 통증도 줄어든다.

통증을 조절하지 않고 무턱대고 참는 것은 잘못된 것이다. 대체의학을 하는 사람들 중에는 마약류나 진통제를 쓰면 인체기능이 마비되어 병을 이기지 못한다고 극단적으로 만류하는 경우도 있는데, 사실 통증을 무턱대고 참는 것도 그만큼 에너지를 소비하는 일이고, 생체반응이 원활하지 못하게 만드는 요소이다. 게다가 다시 찾아올 고통에 대한 공포심은 또다른 스트레스의 원인이 되기도 한다.

어떤 병이든 치료과정에서 통증조절을 적절히 하지 못하면 완치까지 더 많은 시간을 허비하게 된다. 필자도 한때 양약 진통제에 대해 부정적 시각을 가지기도 했지만 확실한 효과를 나타내는 약물은 인정을 해야 한다.

분명 적절한 약물은 투병생활에 보탬이 된다. 조심할 것은 마약류를 별 경계심 없이 일상적으로 남용하는 것이다. 그럴수록 그 양은 점점 늘어나고, 마약 자체가 인체기능을 떨어뜨리는 요인이 될 뿐만 아니라, 정신적인 나약함을 초래하는 결과밖에 되지 않는다.

실제로 말기 환자의 경우 별다른 방법이 없으니 고통이나 없게 하자면서 마약진통제를 대량으로 투여하는 경우도 많다.

하지만 생명은 아무도 모르는 것이므로 마지막까지 희망을 버려서는 안 된다. 기존 서양의술로 안 된다고 포기하지 말고 대체의학적인 방법으로 시각을 돌려보자. 얼마든지 무궁무진한 방법들이 있다.

암 치료의 새로운 대안 '대체의학'을 주목하라

희망을 포기한다는 것은 생명을 포기한다는 말과 같다. 그것은 의사와 환자보호자들이 가져서는 안 되는 마음가짐이며, 생명존중의 마음이 결여된 것은 가장 경계해야 할 태도인 것이다. 혹시 환자가 몽롱한 정신이 싫다고 진통제를 거부하더라도 몸 상태에 도움이 된다면 적극적으로 설득해야 한다.

물론 진통을 마약에만 의지하는 것도 옳지 않다. 꾸준한 식이요법과 운동치료, 기공치료, 침과 뜸 치료 등이 진통에 도움이 될 수 있기 때문이다.

그리고 통증의 원인이 암세포보다는 독한 약물치료와 수술의 후유증인 경우가 더 많다는 사실도 꼭 기억해야 할 부분이다.

암의 '자연퇴축' 현상

의학적 요법으로 치료가 불가능하다고 판정된 말기암 환자라도 어떤 계기로 인하여 암의 진행이 정지되거나 오히려 축소 혹은 소실되어, 10~20년 이상 건강하게 사는 경우가 있다. 전문 의학 용어로 '암의 자연 퇴축' 이라고 불리는 현상이다.

이런 경우를 실제로 경험한 사람의 수기를 심심찮게 찾아볼 수 있는데 한약을 이용한 경우, 인삼을 복용한 경우, 사과를 이용한 경우, 현미를 이용한 경우 등 여러 가지 사례를 볼 수 있다.

적절한 치료를 받지 않아도 암이 사라진다는, 기존의 의학 상식으로는 도저히 믿을 수 없는 이러한 '암의 자연퇴축' 사건들을 정리한 결과 천 명 중 한 명 정도가 암이 자연 퇴축되었다고 한다.

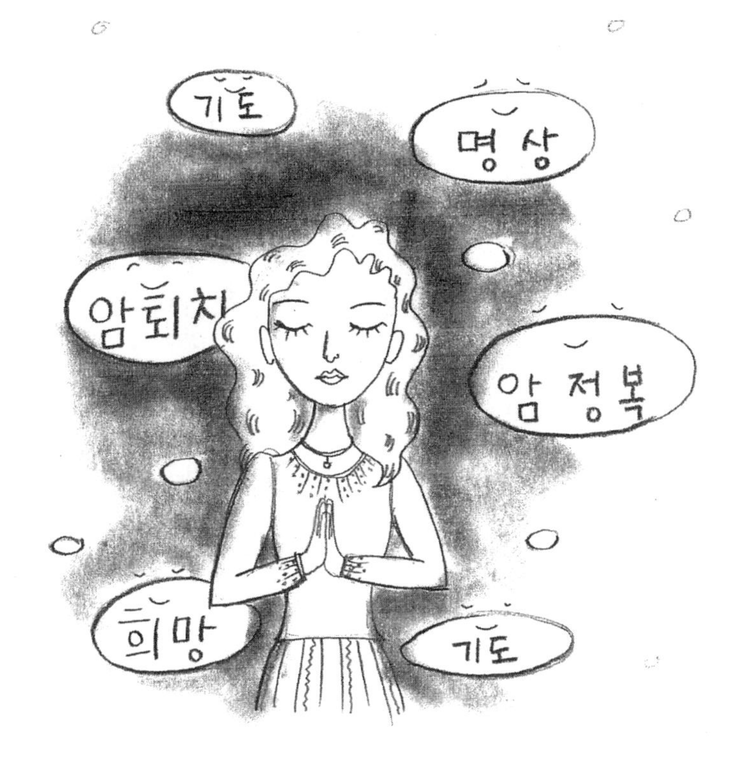

문제는 무엇이 암의 자연 퇴축을 불렀는가 하는 점이다.

위에 소개한 여러 요법들을 다른 환자에게 적용해도 같은 결과를 나타낸다는 근거는 찾기 힘들다. 몸 속의 자연면역력이 증강되어 암이 스스로 치유되었다는 유추는 가능하지만, 어떠한 과정을 거쳐서 이루어진 성과인지를 과학적으로 밝히는 것은 매우 난해한 문제이다.

미국에서 자연 퇴축을 경험한 사람들을 면접 조사한 결과 "어떠한 심리적 요소가 효과적이었는가?" 하는 질문에 '좋은 결과를 믿는다' (75%), '투지' (71%), '병을 이해하고 수용함' (71%), '투병에 대한 도전정신' (71%), '병의 결과에 대하여 본인이 책임을 진다' (68%), '새로운 희망과 삶에 대한 의지' (64%) 등이 높은 응답을 보였다. 또 '어떠한 행동이 치료에 도움을 주었는가?' 하는 질문에는 '기도' (68%), '명상' (64%), '운동' (64%), '음악감상 노래부르기' (50%) 순으로 높은 점수를 얻었다.

이렇게 암에서 기사회생한 사람들의 공통점은 무엇일까?

첫째는 암이라고 해서 결코 포기하지 않는 적극성과 긍정적인 생활자세이다. 둘째는, 이유는 알 수 없지만 면역계가 활성화되고 있었다는 것이다.

나라고 해서 이런 두 가지 요소를 갖지 말란 법은 없지 않는가?

희망과 용기를 버리지 않고 나만의 면역력을 깨우는 작업을 꾸준히 지속해 나간다면 '암의 자연퇴축' 현상은 천 명 중 한 명이 아니라 열 명 중 한 명, 아니 두 명 중 한 명의 확률로 만들 수 있다고 믿는다.

모리타 박사의 '삶의 보람요법'

'삶의 보람요법' 은 암 같은 난치병에 따르는 불안이나 공포를 이기는 방법을 배우는 심리학적 프로그램이다.

앞에서 누누이 강조한 것처럼, 자연 치유력은 긍정적이고 적극적인 사고방식과 하루하루를 적극적으로 살아가는 데서 생긴다는 것이 이 요법의 핵심이다.

이 요법에서 강조하는 암을 예방하고 암을 악화시키지 않는 결정적인 방법은 '우울증' 에 걸리지 않도록 하는 것이다. 암환자가 우울증에 걸릴 확률은 40% 이상이라고 한다. 우울증은 면역력 저하를 불러오는 중요한 원인이다.

사람의 감정은 의지로 어쩔 수 없는 것이기 때문에 감정을 없애

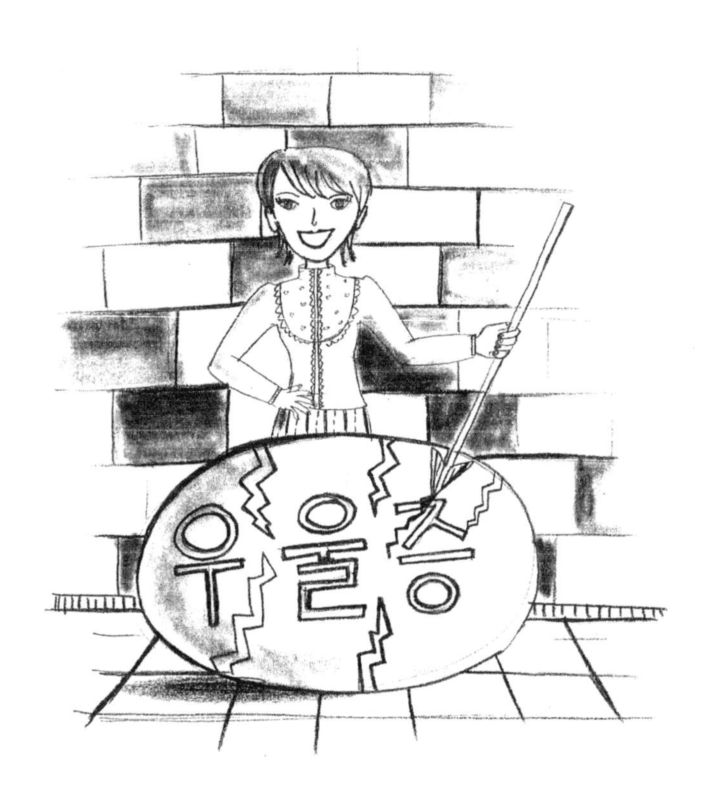

려고 노력하면 오히려 더 깊이 빠져버리기 일쑤이다.

그러므로 "불안과 공포를 없애려고 노력하지 말고, 현실적으로 오늘 하루를 즐겁고 행복하게 보내는 것에 몰두하라."고 모리타 박사는 가르친다. 불안하면 불안한 채로 오늘을 보람있게 보내면 된다는 것이다.

앞에서도 언급한 바 있지만 병이 있다고 해서 오늘 당장 죽음이 찾아오는 것은 아니고, 그럴 확률도 오늘 교통사고가 날 확률보다 떨어진다. 이렇게 생각하면 무서울 것도 없지 않은가?

〈모리타요법 실천법〉

모리타 요법은 1개월 과정으로 입원해서 받게 된다. 그 과정을 간략히 살펴보면, 처음 일주일은 병상에 누워 아무 것도 하지 않는다. 텔레비전, 전화, 면회 등도 일절 금지되며 식사와 화장실 이외에는 꼼짝 않고 그냥 누워있게 한다.

2, 3일 동안은 이 상태가 아주 편하다고 생각하지만, 4, 5일 경이 되면 서서히 지겨워진다. 그렇게 일주일쯤 지나면 무엇인가 하고 싶다는 욕망이 아주 강하게 생긴다. 이때 실내에서 할 수 있는 휴지 줍기나 청소 등 간단한 작업을 허락하는데, 이렇게 간단한 일이지만 열중하게 되고 다시 무엇인가 하고 싶다는 의욕을 불러일으킨다.

차츰 실내에서 하는 작업들이 지겨워지기 시작하면 3주째부터는 밖에 나가서 몸을 많이 움직이는 작업이 허락된다. 이쯤되면 삶의 의욕이 더 강해져서 일에 더 몰두한다.

4주가 되면 사람들과 접촉하고 사회 생활을 허락받게 되는데, 이렇게 4주를 보내고 나면 우울증 같은 정신병 증상은 상당히 호전된다고 한다.

이런 요법으로 사회생활에 성공적으로 복귀하고 정신적으로 스태미너가 왕성해지면 암 치료에서 절반을 성공했다고 해도 과언이 아니다. 여기에 남을 돕는 봉사활동을 통하여 삶의 보람을 배로 증가시키면 그 효과면에 있어서 금상첨화가 될 것이다.

내 인생은 의사가 결정해 주는 것이 아니다. 스스로가 내 삶의 주인공이라는 사실을 명심하고, 스스로 의사가 되어서 내 병과 맞서는 자세가 필요하다.

누구나 죽음을 맞이 하며, 죽고 사는 것은 자연의 섭리다. 의사가 결정해주는 문제가 결코 아닌 것이다.

이타미 진로 박사는 이렇게 말한다.

"남겨진 시간의 길이로 오늘 하루의 가치가 결정되지 않는다. 마흔 살의 암환자도, 20대 젊은이도, 70대 노인도 오늘 하루는 24시간으로 공평하다. 누구를 막론하고 오늘 하루의 가치는 똑같다는 발상이 중요하다."

스트레스를 스스로 이겨내자

심리적 스트레스가 증가하면 고혈압, 위궤양, 천식과 같은 증상이 유발된다. 이때 자기분석과 집단요법으로 심리적 문제를 지적하고 해결하면 치료에 도움이 된다.

다음의 사례는 이 같은 사실을 입증해주고 있다.

중년 부인이 고혈압으로 입원했는데, 마침 이 부인은 젊은 여성과 2인 병실을 쓰게 되었다. 중년 부인은 그때 남편과 별거 중이었다. 그런데 젊은 여성은 신혼 직후에 간염이 걸려 입원했으므로 날마다 남편이 문병을 왔다. 중년 부인은 남편과 별거 중이었으므로 문병을 올 리 없었다.

이 같은 심리적 갈등 때문에 그녀의 혈압은 강압제를 주어도 좀처럼 내려가지 않았다. 그녀는 좋은 가문 출신의 외동딸로 과잉보호를 받으며 응석받이로 자랐다. 그리고 고등교육을 받은 후에 부친의 재산을 물려받아 물질적으로도 부러움이 없었다.

이와 같이 비교적 자아가 강하고 과보호로 응석을 부리며 자란 생활과정을 지닌 여성의 경우, 욕구불만은 생기지만 고등교육을 받은 사람답게 그것을 억누르고 있었던 것 같다. 그래서 그녀를 큰 독실로 옮겼더니 나날이 혈압은 떨어지고, 얼마 후엔 퇴원을 할 수 있을 정도가 되었다.

이와 같이 고혈압은 심신의학적 입장에서 보면 현대 사회가 복잡해져 공해나 소음과 같은 물리적인 스트레스, 또는 복잡한 인간관계에 의한 심리적 스트레스 증가로 발병되는 경우가 많다.

이처럼 스트레스나 심리적 갈등에 의한 심신증으로서의 고혈압은 어떻게 치료하면 좋을까?

우선 심리적 스트레스, 예를 들어 직장에서의 부적응 또는 고부간의 불화 등이 관계되었을 경우에는 직장을 바꾼다거나, 또는 며느리와 시어머니가 별거함으로써 스트레스를 피하는 방법이 있다.

생각이 긍정적이면 스트레스 제어 쉬워

그러나 많은 스트레스나 심리적 갈등이 어느 정도의 필연성 때문

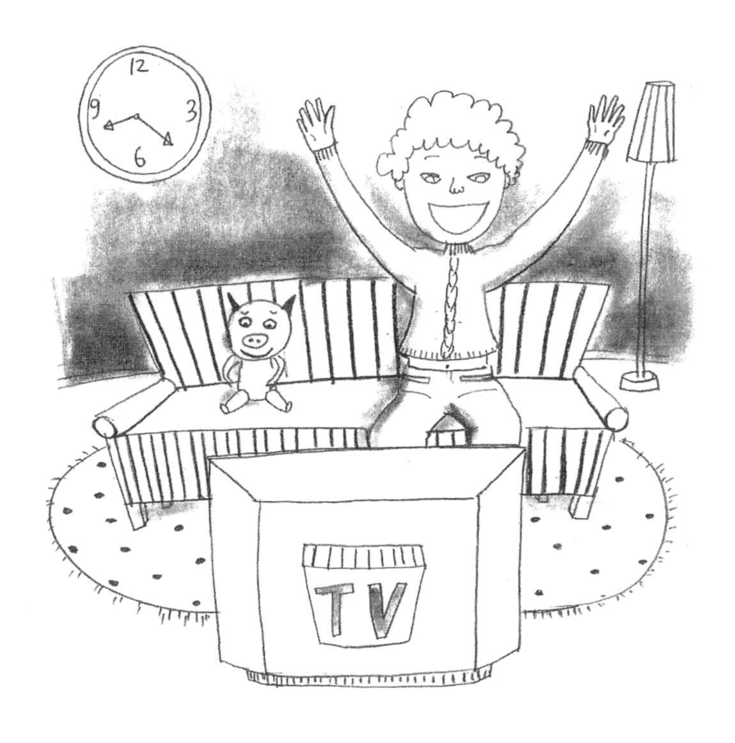

에 그것을 환경에서 용이하게 제거할 수 없는 경우가 많다. 가령, 부부간의 불화를 곧장 이혼이라는 해결법을 쓸 수는 없다. 이런 경우 일시적으로 정신안정제와 같은 약물을 투여해서 스트레스 때문에 긴장한 환자를 완화시키는 것이 한 방법일 것이다.

그러나 이와 같은 약물을 계속 투여하는 것도 결코 바람직하지 못하다.

결국은 환자 스스로 자신의 심리적, 혹은 생리적 상태를 셀프 컨트롤(자기제어) 할 수 있는 상태로 만들려는 노력이 필요하다.

생각이 긍정적이면 스트레스를 제어하기도 쉬워진다. 먼저 자신의 체질과 성격에 맞는 취미생활을 찾아보자. 가벼운 운동이나 스포츠를 통해서 승리감이나 성취감을 맛보는 것도 좋고 무엇인가 만드는 작업, 가령 수공예품이나 뜨개질, 혹은 작품을 만드는 것도 좋다. 그림, 사진 등 무엇인가에 몰두하는 등 삶의 의미를 주는 취미는 많은 돈으로도 지불할 수 없는 희열감을 가져다 줄 것이다.

무엇이든 몰두할 수만 있다면 스트레스는 풀린다. 청소나 빨래를 열심히 해서 깨끗해지면 기분이 좋아진다는 주부들도 많고, 텔레비전 연속극에 자신의 감정이 이입되어 같이 울고, 웃으면서 스트레스를 푸는 경우도 흔하다. 우리 어머니처럼 말이다.

과학적으로 분석해 보면 이런 경우 뇌파가 굉장히 안정되고 차분해져서 α(알파)파에 이른다고 한다.

우리가 매일 밤 수면을 취할 때 숙면을 했느냐, 못했느냐의 차이는 뇌파가 α파에 도달하도록 안정이 되었느냐, 못되었느냐의 차이이다. 하루에 8시간 잠을 자도 α에 머무는 시간은 채 30분도 안 된다고 한다. 그리고 이런 숙면을 얻기 위해서도 평소 스트레스 관리는 필수적이다.

올바른 호흡요법으로 마음을 다스린다

사람이 세상에 태어날 때 본능적으로 기본본성을 가지고 태어나는데 이는 생활 환경의 영향으로 변하기도 한다.

맹모삼천지교(孟母三遷之敎)란 유명한 교훈도 있듯이 각기 다른 환경의 조건에서 만들어진 개성은 다양한 성격과 체질로 나타나기 때문에, 개개인의 특성과 모습은 백양백태(百樣百態)인 것이다. 그렇기 때문에 사람은 어떠한 역경 속에서도 꾸준히 생활환경을 개선해야 한다.

건강한 몸 상태를 항상 유지할 수 있는 최선의 방법은 바로 호흡요법이다. 가령, 흥분을 잘하는 사람은 낮에 일어난 사건으로 밤까지 흥분을 누그러뜨리지 못하고 불면증에 걸리기도 하는데, 이러한

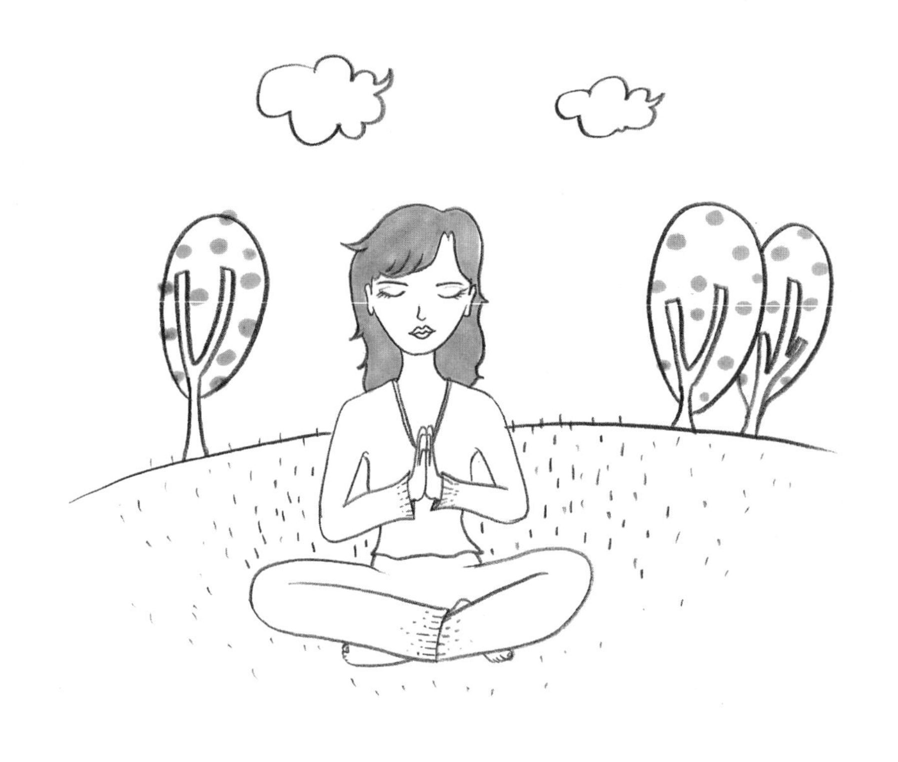

상태에 빠지면 아무리 완벽한 인격의 사람이라도 슬럼프에서 헤어나기 힘들다.

그러나 올바른 호흡요법으로 마음을 다스리면 침착과 평온을 얻고 불면증도 해소될 수 있다.

한 예로 뉴욕시의 만잡 박사는 불면증에 시달리는 40대의 실업가가 정신분석학자의 치료를 받았으나 별효과를 보지 못하고, 호흡요법을 활용해 보았더니 불면증이 해소되어 수면제를 버릴 수 있었다고 한다.

그 외에도 스트레스가 심하여 정신적 피로가 쌓이면 이유 없이 반항심이 생기게 되는데, 이때도 호흡요법으로 마음을 안정시키면 상호간의 화합을 되찾을 수 있을 것이다.

복부로 숨을 쉬면 심신이 안정된다

대개 흥분한 사람들은 가슴으로만 숨을 쉬는데, 이것은 신체의 중심이 상부로 올라와 있다는 뜻이다. 다른 말로 흥분호흡을 하고 있다는 증거이다.

높은 가지에 앉은 새는 바람에 많이 흔들리지만 낮은 쪽 가지에 앉은 새는 별로 동요되지 않는 것처럼 복부를 활용해서 숨을 쉬면, 신체의 중심이 우리 몸의 물리적 중심인 아랫배로 내려오기 때문에 심신이 안정되고 마음에 여유가 생겨 태평해지게 된다. 우리는 무의식적으로 호흡을 하고 있지만 흡식보다 토식을 길게 하면 자연성이 높아지는데 이는 자연치유력이 강화되는 것을 뜻한다.

호흡요법의 조건

지구상의 공기층은 과학문명의 잔재인 스모그(Smog) 상태이기 때문에 생명의 근원이 되는 호흡을 할 때는 반드시 좋은 조건에서 수행해야 한다.

▶ 공기가 맑은 곳에서 수행하여야 한다.

- ▶ 될 수 있는 한 아침 일찍 수행하면 효과적이다.
- ▶ 조용한 곳이라야 안정된 호흡요법을 하게 된다.
- ▶ 반드시 공복 상태라야 한다.
- ▶ 잡념을 일소(一掃)하고 마음을 가다듬어야 한다.
- ▶ 무리하게 지식(止息)을 하는 것은 금물이다.
- ▶ 구강을 깨끗이 하여야 한다.
- ▶ 대소변을 배변(排便)하고 수행하여야 한다.
- ▶ 음주 시에는 호흡요법을 금함이 좋다.
- ▶ 이 요법시에는 절대 금연하여야 한다.

이상 10가지 외에 고혈압이 심한 사람은 어느 정도 혈압이 조정된 다음에 시행하는 것이 원칙이다.

녹차를 마시면 해독과 함께 암도 예방한다

우리 민족이 언제부터 차를 마셨는지 정확하게는 알 수 없지만 삼국사기 신라 흥덕왕조의 기록에 의하면 적어도 7세기 이전으로 추정된다.

차 잎의 카페인은 신경중추를 흥분시켜 정신기능을 촉진하고 사고력을 높이는 효능이 있다. 또한 피로를 경감시키고 강심, 이뇨 및 기억력과 판단력 증진 효과가 있는 것으로 밝혀져 있다.

카페인과 테오필린은 직접 심장을 흥분시키고 관상혈관을 확장시킨다. 이들은 이뇨작용을 하며 카페인은 위산의 분비를 촉진하고, 후라보이드 성분에 의한 구취 억제와 충치 예방 효과가 있다.

차 잎 중 폴레페놀 성분은 위의 긴장성을 높여 위 운동을 활발하

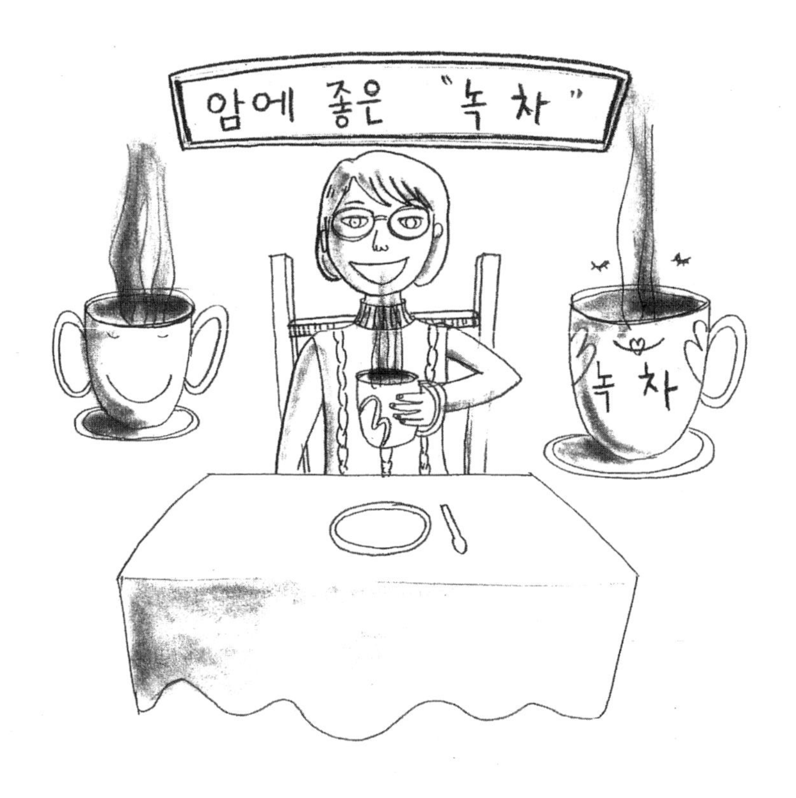

게 하고, 장의 긴장을 풀어주는 것으로 알려져 있다.

따라서 스트레스를 받는 사람들과 신경성 변비에 효과가 있다. 또한 식중독이나 배탈을 방지해주는 효과도 있다.

특히 차에는 세포의 병리적인 돌연변이를 억제하는 성분이 들어 있어서 암세포의 증식이나 에이즈 억제 등의 효과가 있다고 학계에 보고되고 있다.

차 즐겨 마시면 암 세포 증식 억제

차 속에 들어 있는 타닌은 위장을 보호하고 보강해주는 기능이 있어 모세혈관의 저항력을 유지하고 회복시키는 효능이 있다.

녹차는 혈관 벽에서 콜레스테롤을 취하여 간으로 보내주는데 인체에 좋은 작용을 하는 콜레스테롤은 상승시키고 해로운 작용을 하는 콜레스테롤은 감소시키는 선택적 효능을 나타내는 특징이 있다.

날씬해지기 위한 가장 간단하면서도 효과적인 방법도 바로 차를 마시는 것이다. 운동 전에 차를 마시면 에너지원으로 지방이 먼저 연소되기 때문에 다이어트에는 그만이다. 식사 뒤에 차를 마셔도 다이어트 효과가 있다.

차 성분 중 카테킨이 지방 분해 작용을 강화시켜 주기 때문에 기름진 음식을 먹은 경우에 차를 마시면 매우 효과적이다. 또한 차에는 피부 노화를 방지하는 비타민 A와 C도 풍부하게 함유되어 있다. 피부를 윤택하게 하는 비타민 A는 세포나 점막 세포를 건강한 상태로 유지시키는 작용이 있다.

암을 이겨내는 방법

암은 참으로 무서운 질병이지만 주위를 살펴보면 암을 이겨낸 사람도 심심치 않게 볼 수 있다. 운이 좋은 경우도 있고, 위험도가 낮은 암세포인 경우도 있다. 또 조기에 발견되었거나 자신이 선택한 방법이 자신의 몸에 잘 맞는 경우도 있을 수 있다.

사람마다 효과를 보았다는 방법은 각양각색이다. 하지만 그 중에서도 공통점은 있다.

제일 중요한 것은 마음가짐에 흔들림이 없었다는 것이다. 죽음에 대한 공포도 이겨내고, 죽는다는 사실도 겸허하게 받아들이면서 자신이 선택한 방법을 일관되게 꾸준히 시행해온 것이 암을 이겨낸 사람들의 공통점이다.

생활의 압박이나 스트레스를 미련없이 벗어버릴 수 있는 조건이나 마음가짐이 되어 있으면 더욱 금상첨화이다. 즉, 공기 좋고 한적한 곳에서 열심히 신체를 단련할 수 있다면 더욱 좋다는 말이다.

암 치료의 비결은 인내와 용기

암 치료는 기간을 길게 보아야 한다. 엄밀히 말하자면 암 치료의 끝은 없을지도 모른다. 종양 덩어리를 조금 줄이거나 더 이상 발전하지 않게 만들 수 있는 가능성은 충분하지만 완전 소실시키기는 불가능한 경우가 대부분이기 때문이다.

그러니 이 약 저 약, 마구잡이로 사용하는 일은 중단해야 한다. 자신의 생명이 달린 문제고, 가족의 일이라 힘들겠지만 객관적인 판단력을 가져야만 이 싸움에서 이길 수 있다.

결론적으로 암 치료는 인내와 용기를 가지고 5년 정도 장기적인 계획을 세워 꾸준히 일관된 방법으로 계속되어야 한다.

일시적으로 몸이 회복되고 일상생활로 복귀할 수 있는 상태가 되면 투병생활을 게을리하는 경우가 많은데, 그러면 자칫 암세포를 재발시킬 수 있고 다시 재발한 병은 (모든 병이 다 그러하지만) 처음처럼 치료해도 효과가 처음보다 못한 경우가 대부분이다. 그렇기 때문에 좋아질 때 더 바짝 고삐를 죈다는 마음가짐이 필요하다.

암은 재발성이 굉장히 강한 병이다. 병원에서 암 치료가 끝났다고 선고받은 사람들도 몇 년 뒤에 다시 재발 판정을 받는 일이 비일비재하다. 한 번 암환자가 되었던 사람의 체질이나 몸의 환경은 재발할 확률이 그렇지 않은 사람보다 훨씬 높다. 보통 5년이 지나면 완치 판단을 내리지만 그렇다고 암이 다시 생기지 않는 것은 아니다. 5년이 지난 후 생긴 암은 새로 생긴 암이지 치료가 덜 된 암 조직이 다시 살아난 것은 아니라는 판단의 근거가 될 뿐이다.

암세포가 다시는 뿌리내릴 수 없도록 나쁜 생활습관들을 바꾸어야 하며, 특히 먹거리에 신경을 쓰고 꾸준한 운동과 스트레스를 효율적으로 관리하는 등의 노력을 게을리해서는 안 된다.

결국은 정신력과 체력이 관건인 마라톤과 같은 싸움이다. 그 마라톤을 끝까지 완주한다면 세상에 다시 태어난 것과 같은 보람과 기쁨, 그리고 희망찬 인생을 시작할 수 있을 것이다.

그렇게만 된다면 암을 통해서 많은 것을 느끼고 배우게 되는 다시 없는 기회를 누릴 수 있다. 무엇이든 전화위복의 기회로 삼는 긍정적인 자세와 '새옹지마'의 평정심을 잃지 말자. 그래야만 암투병도 성공하고 인생도 성공한다.

암세포는 직접적인 사망원인이 아니다

대개 큰불이 나면 불에 타 죽는다는 공포를 느끼고 건물 안의 사람들은 우왕좌왕 뛰어다닌다.

이런 경우 폐활량이 증가해서 유독가스나 연기를 더 많이 마시고, 호흡곤란으로 인해 조기 사망을 초래한다.

어차피 단시간 내에 피할 수 없다면 불길이 닿지 않는 한 허둥대지 말고 침착해야 한다. 물을 적신 수건 등으로 입을 막고 자세를 최대한 낮추어 연기를 피하거나 불길이 잡히길 기다리는 것이 최선이다.

이처럼 불이 났을 때 사람들이 불보다는 연기에 질식해 죽듯, 암 환자는 암덩이보다 부차적인 요소나 합병증에 의해 죽는 경우가 더 많다.

무한 증식하는 암이 몸 속에서 자라고 있다는 사실을 알면 암환자는 마치 불이 번지는 듯한 공포감에 휩싸인다. 이제 막 불이 붙은 곳에서는 불을 잡거나 최대한 뛰어서 피하는 것이 상책인 것처럼, 초기 암의 경우 일단 수술로 떼어내는 것이 최선일 수 있다.

하지만 두 군데 이상 전이가 시작된 경우 웬만하면 수술을 하지 않는다. 그 이유는 불이 나 피할 곳이 없는 건물에서 이리 저리 뛰어다니면 더 고통받고 빨리 사망하게 되는 것처럼, 전이암은 수술 시 더 빨리 번지거나 수술 부위가 아물지 않아 수술을 시도했다가도 다시 덮는 것이다.

자궁 내에 3kg 정도의 태아와 양수 및 태반 등이 있어도 태아 때문에 산모가 아프거나 사망하는 경우는 없다. 하지만 자궁 내에 암세포가 1kg 정도로 자라고 있다면 환자는 심한 고통 속에 사망하게 된다. 체내의 종양은 그 사이즈의 문제가 아니다. 즉 암에서 나오는 대사산물, 쉽게 말해서 암 덩어리가 배설하는 독성물질 때문에 생기는 합병증으로 사망하는 것이 보통이다.

관건은 면역력 강화

약간의 수명연장을 위해 무리한 공격적 치료로 암을 잘못 건드리면 환자는 암독과 항암제의 독성에 모두 시달리게 된다. 마치 불길에 갇힌 사람이 우왕좌왕하다 불에도 타고 연기에도 고통받는 것처럼 말이다.

어차피 수술이 안 되는 상황에서 항암제 투여는 다소의 연명을 위한 설상가상(雪上加霜)의 행위이다. 즉 암독을 해독한다는 구실로 또 다른 독성 물질을 투여하는 것과 같다.

이런 항암제 투여는 고통만 증가시킬 수 있으므로 말기 환자는 휴식과 함께 암독을 풀어주고 면역력을 강화하는 치료가 적절하다.

면역력을 강화하고 체력을 기르면 복강내 장기 기능도 좋아진다. 장기의 기능, 특히 간장과 신장의 기능이 정상적이어야만 암독을 비롯한 각종 독을 해독할 수 있다. 암 덩어리가 토해내는 독성물질로 인해 간장, 신장 기능이 떨어지면 해독기능마저 점점 떨어지게 되는 악순환이 반복된다. 이렇게 되면 인체의 생명력은 점점 벼랑 끝에 몰리게 된다.

한방 암 치료는 새로운 대체 수단으로 급부상

암 환자의 주요 사망 원인은 종양이 자라서라기보다 종양에서 내뿜는 독이 핏속에 흘러들어 조혈기능 이상에 의한 빈혈, 혈관 부식에 의한 출혈, 식욕감퇴에 따른 전신 쇠약, 면역력 저하에 따른 감염, 중요 장기의 기능부전 등으로 인한 것이다. 뇌암을 제외하고는 암덩이가 자꾸만 커져서 사망하는 경우는 거의 없다.

즉 암독이 가장 큰 원인이므로 암독 해독과 면역력 및 생명력 강화만이 최선이다. 몸의 면역 및 생명력을 약화시키는 항암치료는 현재 미국(매년 56만 명 사망)에서 저조한 치료성적을 보이고 있을 뿐이다.

이런 문제를 정면으로 돌파할 수 있는 방법은 한의학이나 자연요법에서 찾을 수 있다. 이런 치료들은 재연성과 객관성이 떨어진다는 비판을 아직 면할 길이 없으나, 중국을 필두로 한 한의학의 발전은 부작용 고민에서 많이 자유로운 대체수단으로 충분하다는 것이 입증되었다.

특히 양방요법과 같이 이용할 경우 양방치료의 부작용을 획기적으로 개선할 수 있다는 점에서 이미 인정단계를 지나 보편적인 필수요법으로 자리잡았다.

실제로 필자가 연구생활을 했던 중국의 경우 의사들과 환자들 모두 암 치료에 한방요법을 병행해야 한다는 인식이 굳어져 가는 느낌이었다.

문제는 한약으로 면역기능을 향상시키고 신체기능을 활성화시켜 인체가 암과 스스로 싸우는 방법을 사용하더라도, 종양을 제대로 공부한 전문가에게 상의하는 것이 바람직하다.

일반적인 보약 개념의 한약도 몸의 기능을 활성화시켜 주지만 자칫하면 암세포가 더욱 기운을 얻어 활개를 치는 결과를 초래할 수도 있기 때문이다. 실제로 화학, 방사선 요법으로 허약해진 몸 상태를 좋게 할 요량으로 일반보약이나 자양강장식품을 복용했는데 암세포의 성장속도가 빨라지는 경우도 빈번히 볼 수 있다.

몸 상태를 좋게 하면서 종양세포는 발전하지 못하게 하거나 줄어들게 하는 약물구성이 필요한 것이다. 이런 약물 구성은 암에 대한 지식이 정통해야만 가능한 일이므로 아무 곳에서나 처방을 받는 것은 아주 위험한 일이다.

암 덩어리가 뿜어내는 독소를 알맞게 통제한다면 암은 다른 노인성 질환과 큰 차이가 없다. 그러므로 해독과 면역력 강화를 통한 생명력 향상이 암 치료의 최선인 것이다.

진짜암과 가짜암

암은 조기에 발견해야 치료율을 높일 수 있다는 것이 지금까지의 정설이다. 그렇기 때문에 국민건강 사업의 일환으로 조기검진 사업을 하는 국가도 많다. 하지만 구미 각국에서 그동안 조기발견사업의 성과를 집계해본 결과 암으로 인한 사망률이 조기발견을 통해 조기치료를 해도 줄어들지 않는다는 보고가 많다.

왜 그럴까?

치료방법 접근에도 문제가 있지만 암의 성질을 검토해 보면 그 해답이 있다.

암이 무서운 이유는 굉장히 빠른 속도로 증식하기 때문이다. 그런데 실제로 증식의 속도는 다 다르고, 경우에 따라 걱정할 필요

없이 아주 느린 증식을 보이는 암도 있다.

한 번 배수 분열하는데 5, 6년씩 걸리는 암세포라면, 그 암이 생명을 위협하기까지는 몇십 년이 걸리므로 사실 치료할 필요가 없다.

하지만 암의 크기가 커지는 시간이 항상 일정하다는 보장은 없다. 느리게 자라다가도 어느 순간 빠르게 증식하는 암으로 돌변할 수도 있는 것이다.

그러나 보통 사람 몸에 생기는 사마귀 같은 종기나 종양은(양성 종양도 포함해서) 보통 5mm에서 1cm 정도가 되면 그 이상 크게 자라는 경우가 흔하지 않다. 처음에는 급속도로 커지다가 어느 정도 크기가 되면 더 이상 크지 못하는 것이 종양의 습성이다.

이런 습성을 무시하고 마구마구 커지는 것이 암세포이기도 하지만 암세포의 악성 정도는 다 다르다. 계속해서 왕성한 번식을 하는 암세포는 악성 중의 악성인 경우이다.

우리 몸에는 '잠복암'이라는 것이 있다. 노년에 자연사한 경우 부검을 해보면 남자는 약 40%가 전립선에 몇 mm 정도의 잠복암이 있다고 한다. 하지만 전립선암으로 사망하는 남성은 전체의 1%에도 미치지 못한다. 비단 전립선뿐 아니라 다른 장기에도 잠복암의 가능성이 충분하니, 결국 사람이 나이가 들어 70~80세 정도가 되면 신체 어딘가에 잠복암이 하나쯤 있을 확률은 거의 100%가 아닐까? 그러면 누구나 암환자이라는 결론이다.

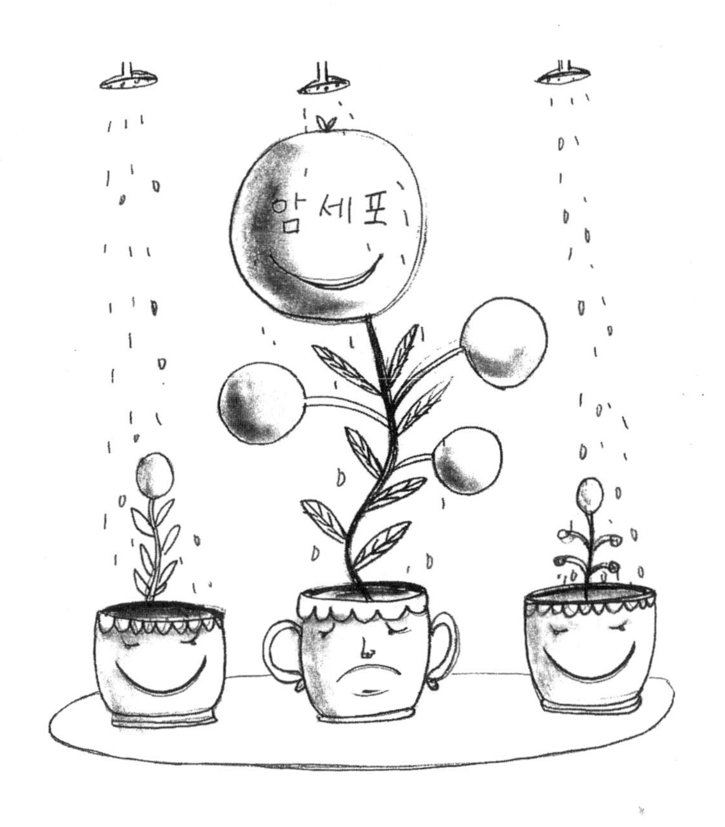

이런 잠복성 암을 조기검진에서 발견한 경우에는 괜한 치료로 인하여 경제적 손실과 더불어 육체적 고통만 가져오는 것이다. 오히려 건드려서 생명의 단축만 초래하는 우를 범하는 것은 아닌지 신중히 고려해야 함에도 불구하고, 연구가 아직 활발하지 않은 것이 현실이다.

종양의 습성 제대로 아는 것이 암 치료의 기본

조기 발견이 소용없는 또 다른 이유를 살펴보자.

암이 무서운 또 다른 이유는 암세포가 전이한다는 것이다. 증식 속도가 빠른 암이라면 조기발견 없이도 일정 크기가 되면 증세를 보일 것이다. 증세를 통하여 암이 발견되고, 수술이 이루어진다면 몇 킬로그램의 암덩어리라고 하더라도 제거할 수 있다.

하지만 암의 크기가 작아도 전이가 있다면 치료될 수 있는 확률은 현저히 떨어질 수밖에 없다. 암의 진행 단계에서 암종의 크기가 작아도 전이가 있으면 4기, 즉 말기로 판명한다.

그러면 암은 언제 전이를 시작할까?

보통 1, 2cm 정도의 암을 조기암이라고 한다. 현재의 기술로는 5mm 이하에서 암을 발견하는 것은 거의 불가능하며, 발견했다면 아주 운이 좋은 경우이다. 보통 1cm 전후의 암을 조기암이라 하고 아직 전이가 없어서 치료가능성이 높다고 인식되는 암이다.

하지만 조기암일 때부터 전이가 시작되고 있는 경우가 적지 않고, 암의 발생과 거의 같은 시기에 전이가 이루어진 경우도 있다. 보통 암치료 후 1년이나 2년 후에 전이가 분명하게 밝혀지는데 암세포의 성장속도를 고려해 보면, 이런 경우는 원래의 암을 발견하기 이전부터 전이가 시작되고 있었다는 얘기가 된다.

이렇게 증식의 속도와 전이의 속도가 빠르다면 진짜 무서운 악성암이다. 또한 몇 개월 단위로 2배씩 증식하고, 조기암에서부터 전이하고 있었다면 지금까지의 어떤 치료 방법으로도 해결할 수 없다. 이런 경우는 치료효과도 기대할 수 없으면서 몸만 축나는 항암

치료를 받았다고 볼 수 있다. 결과적으로 몸의 기운이 쇠약해서 더욱 생명을 재촉하는 일이 될 뿐이다.

현재의 의학계는 이런 점을 깊이 반성해야 한다. 암의 성격을 규정하고 그에 따른 치료법과 적용방법이 달라져야 함에도 불구하고, 환자 체력이나 암의 악성도는 치료방법에서 그다지 고려대상이 되지 않고 있다.

이것은 환자의 기본 인권을 무시하는 것과 마찬가지이다. 힘든 치료가 환자의 생활을 망치고, 생명의 단축을 불러올지도 모른다고 생각하면 신중에 신중을 기해야 한다. 그럼에도 불구하고 아직까지도 새로운 약을 이용해서 암 치료에 효과를 볼 수 없을까 하는 기대심과 무책임한 도전 정신만이 난무할 뿐이다.

암세포가 번식능력과 전이능력이 잘 갖추어진 '진짜암' 이라면 현재의 의학기술로는 고치기 힘들다. 번식능력이 떨어지고, 전이성이 결여된 '가짜암' 이라면 굳이 독한 치료가 필요하지 않음에도 불구하고 호들갑을 떨며 치료하고 있는지도 모를 일이다. 몸은 몸대로 상해가면서 말이다.

정말 치료가 필요한 암은 앞에서 말한 '진짜암' 과 '가짜암' 의 중간에 위치한 암으로 국한되어야 한다.

제 3 장

한방요법 활용하면 인체를 다시 살릴 수 있다

한의학은 환자의 건강상태와

항암능력을 진단하여

체력, 면역기능을 강화하면서

암을 치료하는 특성을

가지고 있다.

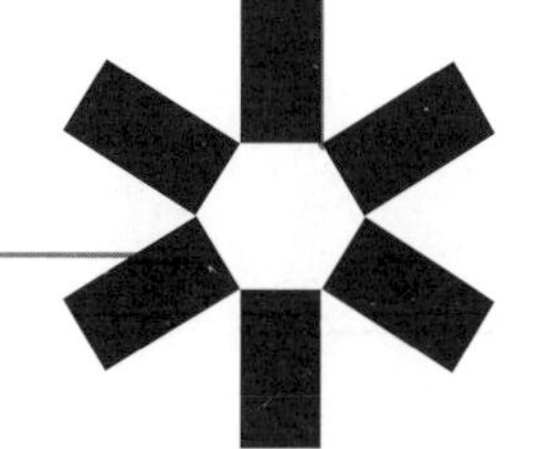

한의학을 바로 이해하자

일반적으로 '한의, 한약, 한방'이라고 말하지만 사실 한의학이 어떤 원리와 방법으로 질병을 치료하는지 제대로 이해하고 있는 사람은 드물다. 그저 보약이 있을 뿐이지 병을 고치는 약은 없다고 생각하는 사람도 많은 것이 현실이다.

의학이란 아주 옛날, 즉 사람이 지구상에 태어나 살게 되면서부터 이들의 경험에 의해 자연히 발생되었을 것이다.

따라서 주위에 널려있는 자연을 이용하여 질병을 치료했을 것이고, 이러한 치료경험들이 병 고치는 지식이 되어 의학이라는 학문이 세워졌을 것이다. 또한 이를 전공한 의학자들이 그 이치와 방법들을 연구 개발하고, 의학으로서의 이론과 체계를 세워왔다고 볼 수 있다.

한의학의 기본 원리는 태극, 음양, 오행

한의학은 중국대륙을 중심으로 한 동양문화권이 그 배경이었기 때문에 동양의 철학적 자연관이 의학에도 깊이 관여하여 그 바탕이 되었다. 따라서 동양의학이라고도 한다.

우리의 민족의학인 한의학도 사실은 옛부터 우리나라에 자생해온 의학이면서, 한편 중국과의 교류에 따른 동양문화권에 섭렵된 것으로 동양의학 안에 포함된다.

고서에 의하면 우주를 하나의 혼돈된 덩어리로 보고, 그 공간과 시간의 내용을 여섯 가지 괘를 그어 표현하였다. 그 한 덩어리의 우주를 태극이라 했는데 이러한 태극은 음과 양의 이원으로 구성되었으며, 또 그 안에는 오행이라는 기본요소가 있어 태극을 존속시키는 역할을 한다고 하였다.

이러한 태극, 음양, 오행의 이론은 그 이후 동양에서 수천 년 동안 삼라만상에 대한 기본사상으로 여겨졌다. 또한 오늘에 이르기까지 동양 문화의 바탕이 되었고, 의학도 이 원리를 적용하여 연구·응용되어 온 것이다.

따라서 한의학은 바로 태극, 음양, 오행의 우주자연관을 그 원리로 하여 인체의 건강과 질병상태를 규명하고 질병에 대한 진찰과 치료방법을 강구하는 의학인 것이다.

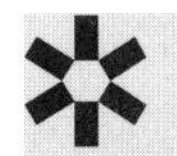

음양의 조화가 건강의 관건이다

한의학에서 질병이라 함은 자연과의 조화가 깨어진 상태, 즉 음양(陰陽)의 균형이 깨어진 상태를 말한다. 우리 몸에는 더운 기운과 찬 기운이 균형 있게 존재하여야 하는데, 어떠한 원인 때문에 균형이 깨지면 이상이 온 것으로 본다.

인간은 누구나 건강하게 오래 살고 싶어한다. 불로초를 구하는 마음은 비단 진시황의 마음만이 아닌, 우리 모두의 마음일 것이다.

그러나 예로부터 어떻게 하면 건강하게 살 수 있는가에 대한 견해는 사람마다, 민족이나 종교, 사상에 따라 달랐다.

건강이란 문제는 의학을 넘어서 철학이나 종교에 이르기까지 삶의 질과 관련하여 가장 핵심적인 부분이었던 것이다. 그러나 여기에서는 의학적인 차원으로 국한시킬 수밖에 없다.

한의학의 건강에 대한 견해는 도가사상의 영향을 받았다. 즉 도가의 무위자연, 도를 닦아 신선의 경지에 이른다는 사상 등은 한의학의 태동기에 지배적인 영향력을 발휘하였다. 그 시대에 저술된 것으로 알려진 〈황제내경〉에 보면 "천지 음양에 맞추어 살고 오행 술수를 조화로이 하며, 음식과 기거를 절도 있게 하고 함부로 몸을 피로하게 하지 않으면 육체와 정신이 모두 건강하게 천수를 다할 것이다."라고 하여 자연과의 조화를 건강의 첫째 요건으로 삼았음을 알 수 있다.

따라서 자연의 법칙에서 벗어날 때 우리 몸은 질병이나 죽음의 길로 들어서게 되는 것이다. 이러한 한의학의 전통적인 견해는 2천년이 훨씬 지난 지금에도 변하지 않고 있다.

건강의 첫째 조건은 자연과의 조화

한의학에서 질병이라 함은 자연과의 조화가 깨어진 상태, 즉 음양의 균형이 깨진 상태를 말한다. 그런 면에서 서양의학의 질병관과는 근본적인 차이가 있다. 서양의학에서는 눈으로 병변이 확인된 것을 질병이라 하기 때문이다.

건강하다는 것은 인체의 크고 작은 구조물들과 각종 기능적 수치들이 통계적 기준치에 들어있는 것을 의미하고, 만약 이것을 벗어나면 질병으로 인식한다.

그러나 한의학에서는 절대적 기준치에 큰 의미를 부여하지 않는다. 다만 음과 양의 상대적 균형이 중요한 것이다. 예를 들어 우리 몸의 정상 체온은 36도에서 37도 사이인데 이를 벗어나면 이상으로 보는 것이 서양의학적 시각이다. 그런 반면 우리 몸에는 더운 기운과 찬 기운이 균형 있게 존재하는데, 어떠한 원인으로 이 균형이 깨지면 이상이 온 것이라고 보는 것은 한의학적 시각인 것이다. 이렇게 음양의 균형이 깨지게 하는 것은 외적인자도 있을 것이고, 내적인자도 있을 것이다.

우리 몸은 스스로 건강을 지키려는 힘이 있다. 그 힘을 '항상성', 또는 질병에 대한 '저항력'이라 한다. 결국은 조물주가 부여한 생명력을 말하는 것인데, 한의학에서는 이를 '정기(精氣)'라 한다. 이와 반대로 질병을 일으키는 힘, 음양 균형을 깨려고 하는 외부의 모든 힘을 '사기(邪氣)'라 한다.

결국 정기와 사기와의 싸움에서 정기가 이기면 건강한 것이고 사기가 이기면 질병에 걸리는 것이다. 정기가 약해지면 음양이나 외부로부터의 균형이 깨지고, 병적 인자를 쉽게 받아들일 수 있는 조건이 된다.

이 내적인 병의 원인은 선천적인 것과 후천적인 것으로 구분할 수 있는데, 선천적인 것은 태어날 때부터 정기가 허약한 것을 말하고, 후천적인 것은 원래는 건강하였는데 지나친 과로, 과도한 정신적 스트레스, 음식부절, 문란한 생활 등으로 정신과 체력을 소모시켜 정기가 쇠약해진 것을 말한다.

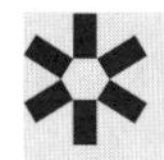

체질을 알자

체질을 파악하면 보다 쉽게 건강을 관리할 수 있다. 한의학에서는 보통 이제마의 사상의학을 기본으로 하여 체질을 파악한다. 특히 암이나 고혈압, 당뇨, 비만과 같은 난치병에는 체질을 잘 파악하여 그에 맞는 섭생을 하는 것이 가장 기본이다.

그 대강을 소개해 보면 다음과 같다.

▶태양인 체질

간의 목(木)기능이 약하고 폐의 금(金)기능이 강한 태양인 체질은 계절적으로 목기(木氣)가 강한 봄에 몸 컨디션이 가장 좋은 편에 속하고 금기(金氣)가 강한 가을에 몸의 컨디션이 저하되는 경향이 있다.

태양인은 부족한 목 기운을 보충하기 위해 평소에 바위보다는 나무가 많은 산을 등산하는 게 좋다. 특히 태양인 체질에 가장 좋은 나무인 소나무가 많은 산에서 솔잎 향을 맡으면 부족한 목 기운을 보충받을 수 있다.

등산을 할 경우 태양인 체질은 어느 정도 가파른 경사의 산을 너무 길지 않은 시간동안 하는 것이 좋다. 사람이 많은 혼잡한 길이나 대중적인 산행을 싫어하는 태양인은 남들이 비교적 가지 않는 조용한 산행이 좋다.

상체에 기운이 몰리는 체질이 태양인이므로 상체운동인 골프스윙, 테니스, 야구 등으로 상체의 열을 빼고, 몸의 상하균형을 맞춰주면 몸 건강에 매우 좋다.

간의 목기(木氣)는 색깔로 보면 청색인 푸른색에 속한다. 이런 이유로 태양인은 청색 색소를 통해 부족한 목기(木氣)를 보충받으면 좋다.

옷을 입어도 청색 계열이 좋고 식품도 청록색 계통의 신맛을 지닌 서늘한 식품이 좋다. 예를 들어 메밀이나 보리, 밀 등의 곡류나, 오이, 갓김치, 배추, 들깻잎, 상추, 키위, 파인애플, 포도, 모과 등의 야채와 과일을 평소에 많이 섭취해주면 좋다.

특히 솔잎으로 만든 음료는 태양인 체질에 가장 좋은 기능을 한다.

간 기능이 약하므로 인스턴트 가공음식을 삼가고, 동물성 기름보다는 깨끗하고 담백하며 시원한 음식을 식단으로 짜서 섭취하는 게 좋다. 이런 이유로 단백질의 섭취도 육류보다는 콩이나 기름기 없는 생선류(오징어, 낙지, 멸치, 새우, 게) 등이 좋다.

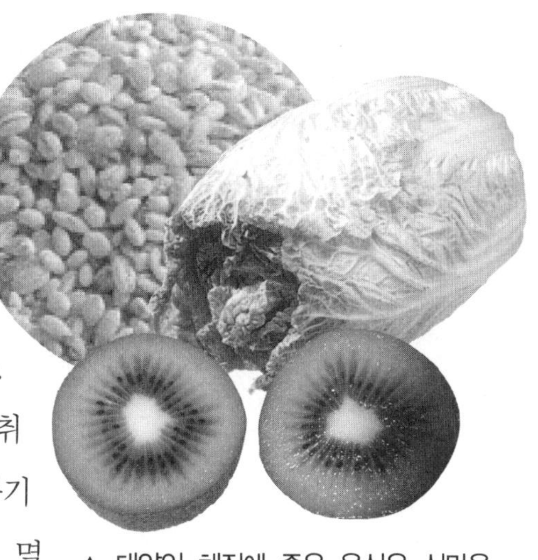

▲ 태양인 체질에 좋은 음식은 신맛을 지닌 서늘한 성질의 식품이 좋다.

김치 역시 이북식의 맵지 않은 백김치나 물김치가 좋고 생선 찌개도 매운탕보다는 지리로 맵지 않게 섭취하는 것이 좋다.

찬 성질의 녹차를 서늘하게 하여 평소에 복용하면 몸 안의 열을 낮춰주어 분노 등이 가라앉고 급한 맘이 줄어들어, 태양인 병인 몸 안의 폐열(肺熱)이 과잉되어 나타나는 질병에 좋다.

몸의 내부나 피부온도가 따뜻(溫)하므로 목욕 역시 서늘한 냉수욕(冷水浴)이 좋고, 복용하는 물의 온도도 서늘한 온도로 복용하는 것이 건강에 좋다.

▶태음인 체질

폐의 금(金)기능이 약하고 간의 목(木)기능이 강한 태음인 체질은 계절적으로 목기(木氣)가 강한 봄에 가장 피로를 느끼며 금기(金氣)가 강한 가을에 가장 좋은 컨디션을 유지한다. 이런 이유로 태음인 체질인 간염 환자는 봄만 되면 피로를 느끼고 간염수치가 올라간다는 말을 하는 것이다.

금(金)의 기운을 보충하여 폐 기운을 강화하는 게 태음인 체질에 좋은데, 이 역시 금 기운이 강한 산을 등산하는 것이 가장 좋다. 가파르지 않은 완만한 경사로 바윗돌이 많은 계곡의 등산로를 따라 땀을 흘릴 정도로 오랫동안 등산을 하는 것이 좋다.

간장의 열은 땀을 통해서 배출되기 때문에 꾸준하고 지구력 있는 운동이 태음인 체질에 좋은 운동이다.

태음인에게 좋은 등산 코스는 많은 사람들이 다니는 북적대는 곳이 좋다.

태음인은 간장의 열이 많아 고혈압, 비만, 중풍 등이 발생할 수 있으므로 심폐기능의 유산소 운동인 등산, 조깅을 통한 땀 배출로 몸 안 간장의 열을 배출해주고 허약한 심폐기능을 강화시키는 것이 건강 비결이다.

폐의 금기(金氣)인 백색색소(白色色素)가 부족하여 흰색 계통의 밝은 색깔 옷이 좋고, 음식물 역시 백색의 따뜻한 성질을 지닌 곡류(찹쌀현미, 현미, 통밀), 야채(무, 당근), 과일(배, 사과, 복숭아), 생선(갈치, 가자미, 대구), 육류(소고기, 닭고기) 등의 섭취가 몸에 좋다.

만일 태음인 체질이 등푸른 생선(고등어, 꽁치, 참치) 같은 양인(陽人) 체질에 좋은 음식을 섭취하려면 따뜻한 성질의 무나 고춧가루 등으로 요리하여 찬 성질을 중화시켜 복용하는 게 좋다.

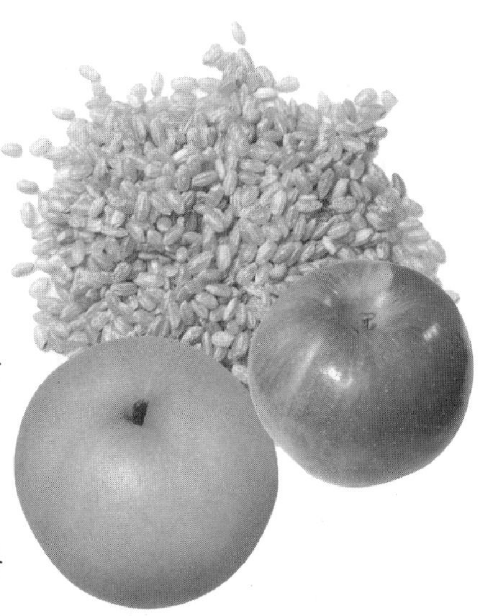

▲ 태음인 체질은 백색의 따뜻한 성질을 지닌 식품을 먹는 것이 좋다.

간 기능이 강하므로 몸에 특별한 염증성 질환이 없으면 육류, 특히 쇠고기 등을 섭취하여 간 기능을 사(瀉)시키고, 몸의 평형을 맞추어 주는 것이 좋다.

광어나 우럭, 도다리 등으로 끓인 얼큰한 매운탕이나 설렁탕 같이 쇠고기나 소뼈로 만든 담백한 곰탕 종류가 태음인 체질에 좋은 대표적인 식단이다.

몸 안이나 피부가 안팎으로 냉(冷)하므로 복용하는 물의 온도나 목욕물의 온도 모두 따뜻한 물을 쓰는 것이 좋다.

태음인에는 냉수욕이 해롭기 때문에 수영은 태음인에게 맞지 않는 운동이며, 수영을 하더라도 후에 따뜻한 물에서 목욕이나 샤워를 하여 냉독(冷毒)을 빼주어야 한다.

이런 이유로 태음인 체질은 에어컨 같은 찬바람을 싫어하거나 찬바람을 맞으면 알러지성 비염 증상이 나타나는 것이다.

▶소양인 체질

비장의 토(土)기능이 강하고 신장의 수(水)기능이 약한 소양인 체질은 계절적으로 토기가 강한 여름에 가장 피로를 느끼고 수기가 강한 겨울에 차라리 컨디션이 좋은 편이다.

소양인은 신(腎)기능이 약하므로 지구력을 요하는 장거리 운동보다는 운동량이 높으면서 짧은 시간을 요구하는 운동이 건강에 좋다. 등산을 예로 들면 가파른 경사의 산을 짧게 타는 것이 소양인 체질에 좋은 등산법이 되는 것이다.

이런 이유로 소양인들은 육상을 해도 마라톤보다는 100m 달리기 등이 유리한 편이고 테니스, 스쿼시, 야구 같이 격렬하고 운동량이 많으며 순발력을 요하는 상체운동이 좋다.

만일, 소양인 체질이 너무 장거리 등산이나 조깅을 하면 신장의 호르몬이 결핍되어 수기(水氣)가 말라 뒷목이 뻣뻣해지고 피로가 몰려오며 몸이 상한다.

소양인 체질은 신장의 수기를 보충하는 검은색 등 짙은 색깔의 옷이 좋고, 신장이 콩팥이므로 평소에 콩과 팥을 섭취하여 부족한 끈기나 지구력을 보충해야 한다.

음식물 역시 검푸른 색의 찬 성질을 갖고 있는 곡류(보리, 밀), 생선류(고등어, 꽁치, 참치, 해삼), 야채(오이, 배추, 시금치), 과일(참외, 메론), 육류(돼지고기, 오리고기), 차(보리차, 결명자차, 녹차), 술(맥주) 등이 몸에 좋다.

위장 기능이 뜨거워 비교적 소화기능이 왕성한 체질이므로 열성을 갖고 있는 음식(닭튀김, 삼계탕)이나 매운 종류의 음식(매운탕, 카레)을 삼가고, 김치도 맵지 않은 물김치나 백김치 종류가 좋다. 냉면도 매운 성질의 비빔냉면보다는 물냉면이 소양인 체질에는 좋다. 위장의 온도가 가장 뜨거운 체질이므로 음식물을 날 것이나 생것으로 복용하는 것이 내부 온도를 식혀주어 좋다.

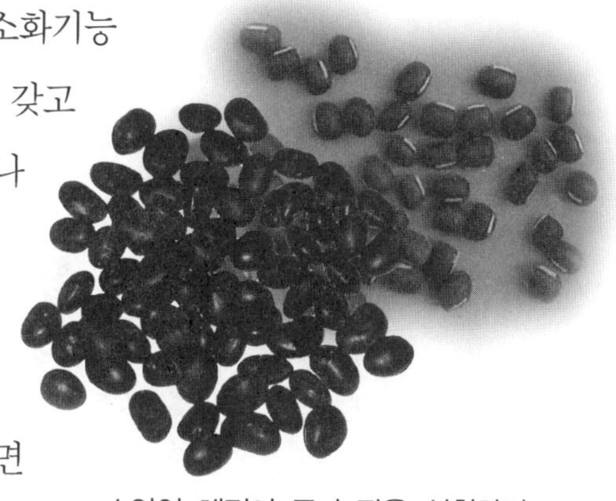

▲ 소양인 체질이 콩과 팥을 섭취하면 부족한 끈기나 지구력을 보충해준다.

위장의 열이 많아서 오히려 과식을 하기 때문에 당뇨병이나 구내염 같은 위장의 열로 인한 질환이 올 가능성이 많다.

몸밖의 피부 온도가 차므로 목욕은 뜨거운 열탕이 좋고, 몸 속은 뜨거우므로 찬물이나 얼음물을 평소에 복용하는 것이 좋다.

비교적 단순한 성격으로 음식만 체질에 맞게 잘 복용하면 건강한 체질에 속한다.

▶소음인 체질

비장의 토(土)기운이 약하고 신장의 수(水)기운이 강한 소음인 체질은 계절적으로 비장의 토기가 강한 여름에 컨디션이 좋고 수기

(水氣)가 강한 겨울에 컨디션이 저하된다.

소음인의 운동은 평지 같은 완만한 등산로나 땅을 산책하듯이 걷거나 뛰는 게 좋은데, 신장기능이 강하므로 오랫동안 걸어도 무리가 없다.

▲ 소음인 체질은 열성식품을 먹는 것이 좋다. 특히 현미찹쌀이나 닭고기, 부추 등은 대표적인 것들이다.

이런 이유로 지구력을 요하는 마라톤 같은 운동이 소음인에게 가장 적합한 운동이다. 등산을 해도 산 능선을 따라 경사가 거의 없는 코스로 오랫동안 하는 게 좋다. 순발력과 지구력을 요하는 탁구, 배드민턴 등은 소음인 체질에 가장 좋은 운동이다.

비장의 토기는 노란색 계통인 밝은 색깔에 속하므로 소음인 체질은 이런 색깔의 옷을 입는 것이 좋고, 음식 역시 단 성질의 음식이나 뜨거운 성질의 음식이 비교적 체질에 맞다.

곡류를 예로 들면 현미찹쌀이나 현미쌀, 흑미 등이 좋고 흰살 생선류인 조기나 명태, 갈치 등이 몸에 좋다. 육류는 닭고기나 쇠고기가 좋으며 채소류 중 부추, 무, 마늘, 파, 달래, 냉이, 쑥은 몸 안의 냉기를 없애주어 특히 좋다. 과일 역시 바나나나 오렌지, 귤, 복숭아, 사과 등이 몸에 좋다.

만일 소음인 체질이 찬 성질의 양인 음식(오이, 상추, 들깻잎, 돼지고기) 등을 먹으려면 뜨거운 성질을 갖고 있는 부추나 쑥갓, 마늘, 고추장 등을 배합하여 찬 성질을 중화시키면 된다.

볶음밥 같이 열을 가한 음식은 소음인 체질에 가장 좋은 음식이며 매실로 만든 술이나 찹쌀술 같은 따뜻한 성질의 술이 소음인에게 좋다.

차(茶) 역시 유자차, 계피차, 수정과, 인삼차 같은 뜨거운 성질의 차가 몸에 좋다.

몸 내부의 온도는 차가우나 피부의 온도는 뜨거우므로 뜨거운 물에서의 목욕이나 사우나보다 냉수욕이나 냉수마찰이 몸에 좋은 편이다. 비교적 땀이 나지 않는 체질이므로 운동을 해도 땀을 많이 내지 않는 정도가 좋다.

몸 내부의 온도가 차므로 추위를 많이 타는 편인데 이런 이유로 물조차 뜨거운 물이 좋다.

현미 찹쌀밥을 눌려 누룽밥이나 숭늉 같은 뜨거운 성질의 물로 평소에 섭취하면 소화불량에 걸리거나 몸이 찬 것을 어느 정도 예방할 수 있다.

나는 무슨 체질을 타고 났을까? 사상체질에 따른 특징

▶태양인 체질의 속성 13가지

① 대체로 머리가 크고 둥근 편이다. 특히 목덜미와 뒷머리가 발달되어 있으며 하관이 짧고 눈이 작다.

② 체구가 단정한 편이나 상체에 비해 하체와 허리가 약해 보인다. 대체로 몸이 마른 편이고 깔끔한 인상에 눈에 광채가 있다.

③ 척추와 허리의 기능이 약하여 오래 앉아 있지 못하고 비스듬히 앉거나 눕기를 좋아한다. 또한 다리의 힘이 약해서 오랫동안 걷지 못한다.

④ 소변이 다른 체질의 사람에 비해 많은 편이며, 청각이 특히 발달되어 있다.

⑤ 폐실간허(肺實肝虛)한 체질로서 체질적으로 폐의 기능이 좋고 간의 기능이 약하다.

⑥ 태양인 여자 중에는 몸이 건강해도 간의 기능이 약하고 옆구리가 협소하여 자궁의 발육이 잘 안 된 탓으로 임신을 하지 못하는 경우가 있다. 간은 원래 음장(陰臟)에 속하며 생식기를 주관하므로 간이 허할 경우 자궁의 발육이 부진해질 수 있다.

⑦ 과단성·진취성이 강하며, 목표에 대한 집념이 강하다. 또한 머리가 아주 뛰어나고 창의력이 있어 남들이 미처 생각해내지 못한 것을 잘 생각해낸다.

⑧ 지나친 영웅심과 강한 자존심이 있어 자신만이 우월하다는 생각을 갖는 경향이 있다. 때로는 의욕 과잉으로 주위와 화합을 잘 이루지 못하며, 독선적이라는 비난을 받기 쉽다.

⑨ 독립심과 자주성이 강하고 개성이 뚜렷하며, 소유욕과 독점욕이 강하다. 저돌적이고 반항적인 기질도 있다. 또 출세주의적인 경향도 있으며, 권력 지향적인 기질도 있다. 내면적으로는 낭만적이고 감상적인 면도 있는데 이러한 성품은 밖으로 잘 드러나지 않는다.

⑩ 태양인은 그 수가 아주 적은 편이다. 나폴레옹, 히틀러 같은 인물이 태양인에 속하는 대표적인 인물이라 할 수 있는데 천재, 발명가, 전략가, 혁명가 기질이다. 위인이 아니면 무능력자가 되기 쉽다.

⑪ 간장질환, 소화 불량(신트림), 식도 경련, 식도 협착, 불임증, 안질, 각약(脚藥), 상기(上氣)같은 질병에 잘 걸린다.

⑫ 식성은 대체로 생랭(生冷)한 음식을 좋아하며, 특히 담백한 음식을 좋아하는 경향이 있다. 태양인의 체질에는 더운 음식보다는 생랭하고 담백한 음식이 좋으며, 맵거나 열이 많고 지방질이 많은 음식은 좋지 않다.

⑬ 특히 적합한 약재는 오가피를 비롯해서 송절, 목과(모과) 등이다.

▶태음인 체질의 속성 15가지

① 원래 대륙성 체질을 타고났기 때문에 사상인 중에서 체격이 가장 큰 편이다. 대체로 근육과 골격의 발육이 좋으며 굵다.

② 보통 키가 크며, 몸이 비대한 사람이 많다. 체력도 상당히 좋은 편이다. 특히 손발이 큰 편이며, 허리 둘레의 자세가 왕성하고 허리가 굵은 편이다.

③ 상체보다는 하체가 더 충실한 체질이다. 의젓하고 무게가 있어 보인다.

④ 체질적으로 살이 잘 찌는 편이다. 따라서 배가 불룩 나오거나 몸이 비만한 사람이 많다.

⑤ 후덕해 보이나 둔해 보이기도 하고, 여자들 중에는 미인이 적다.

⑥ 얼굴은 원형 또는 타원형에 가깝고, 얼굴 윤곽이 또렷한 편이다. 얼굴에도 살이 많다. 눈 · 코 · 귀 · 입은 크고 둥그스름한 편이며,

입술은 대체로 두툼한 편이다.

⑦ 후각이 예민하다.

⑧ 원래 간실폐허(肝實肺虛)한 체질로서 선천적으로 간의 기능이 좋은 반면, 폐의 기능이 약한 편이다. 따라서 간부(肝部)인 허리가 발달되고, 폐부(肺部)인 상부 목덜미가 허약하다.

⑨ 상초(上焦 : 가슴에서 머리까지의 범칭)가 허한 체질이라서 심장도 약한 편이다. 그래서 가슴이 뛰고 울렁거리는 증세가 있다. 또, 눈꺼풀이 위로 끌어당겨지는 듯한 증세와 눈망울이 쓰리고 아픈 증세도 잘 생긴다.

⑩ 한방에서는 폐와 대장이 서로 밀접한 관련이 있는 것으로 보고 있다. 따라서 폐의 기능이 약한 태음인은 대장의 기능도 좋지 않은 경우가 많다. 그리고 피부는 폐의 예속기관에 속하므로 피부의 기능도 약한 편이다.

⑪ 피부에 항상 땀기가 있고 땀구멍이 성글며 땀을 많이 흘리는 체질이다. 조금만 활동을 해도 곧 땀을 흘린다. 찬 밥을 먹으면서도 땀을 흘리는 사람은 대개 태음인이다. 학질이나 감기에 걸려 오들오들 떨면서도 냉수를 마실 수 있는 사람도 태음인이다.

그런데 태음인은 땀을 많이 흘려도 건강에는 별 이상이 없다. 오히려 체질적으로 땀을 많이 흘려야만 신진 대사가 원활히 된다. 간혹 땀을 잘 흘리지 않는 사람도 있는데, 이런 사람은 소변을 많이 보는 것으로 신진 대사 작용을 한다.

⑫ 피부가 좋지 않은 사람이 많으며, 피부 질환도 잘 생긴다. 특히 여자들은 겨울에 손발이 잘 튼다.

⑬ 성격은 겉으로 보기에는 점잖고 포용력이 있는 듯한데, 음흉한 기질도 있어 좀처럼 속마음을 드러내지 않는다. 마음이 넓을 때에는 바다같이 넓으나, 고집스럽고 편협할 때에는 바늘구멍같이 좁다.

⑭ 외곬수로 목표를 향해 돌진하는 타입이다. 때로는 뻔히 잘못된 일인 줄 알면서도 무모하게 밀고 나가려는 우둔함이 있어, 마치 소와 같다고 할 수 있다. 한 번 시작한 일은 끝까지 물고 늘어지는 지구력이 있어 성공하는 사람이 꽤 많다.

⑮ 언행이 듬직하고 거동이 무거우며, 체력이 좋아 활동적일 수도 있다. 마음이 너그러워 많은 사람으로부터 추앙을 받는 인격자도 많다. 또, 친근감이 있으며 서민적이고 따뜻한 성격이며, 잔일에는 별로 신경을 쓰지 않는다. 마음속으로 항상 무궁 무진한 설계를 하는데, 이 설계는 객관적이고 타당성이 있는 것이 많다. 호걸, 낙천가, 겁쟁이, 사업가, 정치가 기질이다.

특히 적합한 약재는 녹용, 웅담, 산약, 사향, 대황, 우황, 행인 등이다.

▶소양인 체질의 속성 13가지

① 비위(脾胃)의 기능이 왕성하고 신장의 기능이 약한 체질이다. 따라서 비부(脾部)인 흉곽이 발달되고 신부(腎部)인 엉덩이가 약하

다. 또한 신장의 예속 기관인 방광도 약한 편이다.

② 외모로 보아 가슴 주위가 발달해 있고 하체, 특히 다리가 약해 보인다. 태양인과 마찬가지로 상체가 실하고 하체가 약한 편이다. 골격은 대체로 가는 편인데, 골격 중에서도 특히 다리가 가늘다. 따라서 자세가 곧고 바르기는 하나 안정감이 없어 보인다.

③ 체질적으로 특히 시각이 발달되어 있으며, 살이 찐 사람이 드물다.

④ 머리는 앞뒤가 나오거나 둥근 편이며, 얼굴 표정은 명랑하다. 눈이 반사적이어서 쏘아보는 듯한 느낌이 든다. 턱은 뾰족한 편이고, 입은 과히 크지 않으며, 입술은 얇다. 피부는 흰 편인데 윤기가 적고, 땀이 별로 없다.

⑤ 항상 마음이 조급하고 속에서 열화가 끓어올라 찬 음식이나 찬물을 좋아하며 더운 음식을 싫어하는 경향이 있다. 행동이 경망스럽게 보일 때가 많다.

⑥ 남자는 양기 부족이 많고, 여자는 신장 기능이 약하며 다산하지 못한다.

⑦ 담백하고 대쪽같은 성품으로 비판적이고 감정을 숨기지 못한다. 솔직하여 마음속에 있는 것을 쉽게 다 털어놓으며, 이해 관계에 따라 마음이 쉽게 변하지 않는다. 의분이 생길 때에는 물불을 가리지 않고 행동으로 옮기지만 상대가 잘못을 뉘우칠 때에는 곧 용서한다.

⑧ 다정 다감하고 봉사 정신이 강해서 사람들의 호감을 잘 얻는다. 항상 바깥일을 좋아하고 자신이나 가정의 일은 소홀히 하는 경향이 있다. 남의 일에 희생을 아끼지 않고, 거기에서 보람을 찾으려고 한다. 욕심이 적다.

⑨ 외향적이고 일에 민첩하며, 판단이 아주 빠르다. 순간적인 재치가 있어 임기 응변에 능하다. 위급한 상황에 처했을 때에는 남들이 미처 생각지도 못하는 기지를 발휘하기도 한다.

⑩ 계획성이 적으며, 일을 새로 시작하거나 개척하는 데에는 남들보다 앞장서지만 마무리 능력이 부족하다. 성질이 급하고 경박하여, 무슨 일이든 빨리 시작하여 빨리 끝내려 들기 때문에 일이 거칠고 실수가 많다. 때로는 자신이 하는 일에 금방 싫증을 내며 끈기가 부족하다. 혹 실수가 있으면 후회가 깊고 엉뚱한 행동을 하기도 하지만, 대체로 체념이 빠른 편이다.

⑪ 상인, 군인, 중개인, 자원 봉사자, 비서, 안내원 등 주로 각종 서비스업 종사자 타입이다.

⑫ 신장염, 방광염, 요도염, 조루증(정력 부족), 불임증, 상습 요통, 협심증, 주하증(注夏症 : 여름 타는 병) 등의 질병에 잘 걸린다.

⑬ 특히 적합한 약재는 석고, 지모, 숙지황, 목통, 황련 등이다.

▶소음인 체질의 속성 15가지

① 중초(中焦 : 三焦의 하나로, 심장과 배꼽의 중간을 일컬음)와

비위가 허약한 대신 신장과 방광 부위가 발달하여, 상체보다는 하체가 실한 체질이다. 즉, 신부(腎部)인 엉덩이가 발달되고, 비부(脾部)인 흉곽이 협소하고 약하다. 이 점에 있어서는 소양인과 정반대인 셈이다.

② 상체보다는 하체가 실한 체질이긴 하지만 대체로 하체가 길고 몸의 균형이 표준형으로 잘 잡힌 사람이 많다.

③ 눈·코·입은 그다지 크지 않고 입술은 얇다. 눈에는 정기가 없으며 졸리거나 무기력해 보이는 눈을 하고 있는 사람들도 있다. 이마는 약간 솟은 편이다. 그러나 대체로 용모가 오밀조밀하게 잘 어우러져 있다. 그래서 소음인 중에는 미남 미녀가 많다.

④ 피부는 부드럽고 땀이 많이 나지 않는다. 또 땀을 많이 흘리지 않는 것이 소음인의 건강에 이롭다. 태음인과는 달리 겨울철에도 손발이 잘 트지 않는다.

⑤ 체질적으로 특히 미각이 발달되어 있다. 그래서 미식가와 요리 솜씨가 뛰어난 사람이 많다.

⑥ 말할 때에는 조용하면서도 침착하다. 목소리도 그다지 크지 않으며 속삭이듯 말한다. 또 말하면서 눈웃음을 잘 치며 여자인 경우에는 애교가 있다. 그런데 때로는 이유 없이 한숨을 내쉬는 일이 있어 고민이 많은 사람처럼 보이기도 한다. 눈웃음과 애교가 지나쳐 간사하거나 비굴해 보이기도 한다.

⑦ 세심하고 내성적인 성격으로서 활동적인 성격이 못 되며, 융통

성이 적고 결단력이 부족하다. 변화나 모험을 싫어한다. 실내에 들어앉아 하는 일을 좋아하며 정돈된 환경과 청결을 좋아한다.

⑧ 사색적이고 매사에 치밀하며 착실하다. 판단이 빠르고 머리가 총명하다. 자기가 맡은 일은 빈틈없이 처리하고 매사를 확실히 구분하려 든다.

⑨ 실리를 위해서는 수단과 방법을 가리지 않는 경향도 있다. 윗사람의 비위를 잘 맞추며 때로는 아첨도 한다.

⑩ 집단의 질서나 규율을 중요시하며 틀에 박히는 경향이 있다. 인내심이 있고 고독에 잘 견디나, 어떠한 집단에서 외톨이가 되는 것을 내심 무척 싫어한다. 타인에 대한 예의가 바르고 조심성이 있으며 자신에게 엄격하다.

⑪ 작은 일로도 쉽게 마음을 끓이고 늘 불안정한 마음을 갖고 있다. 질투가 심하며 남을 잘 오해하고, 한 번 화가 나면 쉽게 마음을 풀지 않는다. 그러나 화를 겉으로 폭발시키기보다는 혼자서 끙끙 앓는 경우가 많다.

⑫ 계산적 · 타산적이며, 작은 손해도 보지 않으려 한다. 또 남을 불신하는 일이 많고 인색하다. 자존심이 무척 강하다.

⑬ 교육자, 종교가, 지사(志士), 꽁생원, 알뜰한 가정 주부, 학자, 사무원 타입이다.

⑭ 비교적 큰 병에는 잘 걸리지 않으나, 다른 체질에 비해 잔병이 많다. 체질적으로 비위의 기능이 약하고 소화력이 약해 소화 불량

을 비롯해서 소화 불량성 위염, 위하수, 위산 과다증, 상습 복통 같은 위장질환이 잘 생긴다. 특히 우울증을 비롯한 신경성 질환, 수족 냉증, 차멀미, 주하증, 외한증(畏寒症 : 추위 타는 병), 냉방병, 설사 등에도 약하다.

⑮ 이 체질에 좋은 약재는 인삼, 파두, 부자, 약쑥, 청피, 후박 같은 것이다.

체질에 따라 음식선택 달라져야 한다

질병이 잘 낫지 않을 때는 어떤 음식이 체질에 맞는지 확인하고 맞지 않으면 피해야 한다. 자신의 체질에 맞지 않는 것을 장기간 복용하면 병을 악화시키기 때문이다.

동무(東武) 이제마(李濟馬) 선생의 〈동의수세보원(東醫壽世保元)〉과 〈격치고(格致膏)〉에 나타난 체질을 진단하는 방법에 의하면 크게 체형이나 외형에서 나타나는 느낌, 성격이나 심성(心性)으로 체질을 감별하는 방법이 있다.

다음은 생리, 병적 증상으로 감별하는 방법이지만 이것은 각각의 방법이 광범위하고 전문적인 지식과 임상경험이 필요한 관계로 여기서는 일반적인 외형과 성격, 심성(心性) 등을 바탕으로 하여 각

체질에 맞는 이로운 음식과 해로운 음식을 알아보자.

식탁의 음식을 접할 때 과연 어느 것이 나의 체질에 맞는 것인가? 나의 체질에 맞지 않는 것은 먹으면 안 되는가? 나에게 맞는 음식만 먹으면 병에 걸리지 않는가? 하는 의문에 직면한다.

결론부터 말하면, 음식이라는 것은 여러 가지 양념에 의하여 조화가 되어 있기 때문에 건강한 사람이 어느 정도 먹어도 큰 영향은 없다.

그렇지만 어떤 질병이 잘 낫지 않을 때는 그 병과 어떤 음식이 체질적으로 맞지 않는지를 확인하고 피해야 한다. 그것을 장기간 복용하면 병을 악화시키는 결과를 불러오기 때문이다.

또 아무리 자신에게 맞는 음식이라 해도 과식을 하면 몸에 영향을 준다. 특히 성인병의 주범인 고칼로리, 육류, 인스턴트음식, 패스트푸드, 청량음료, 조미료, 아이스크림, 라면, 가공식품(햄, 소세지, 치즈, 통조림 등) 등은 모든 체질에 나쁘다.

그리고 모든 체질에 맞는 음식은 자연적인 한국의 재래식 음식이나 채소, 과일, 자연식, 기름기가 적은 생선류, 해조류 등이다. 또 어떤 체질에게나 소식하고 항상 즐겁게 생활하며 지속적인 운동을 하는 것이 좋다.

다음은 각 체질에 따라 이롭고 해로운 곡류, 육류, 해물, 채소, 과일 등과 병이 걸렸을 때에 특히 나쁜 음식을 알아본 것이다.

▶태양인(太陽人) 체질

〈이로운 음식〉

담백하고 서늘한 음식이 좋다. 새우 · 굴 · 전복 · 소라 · 붕어 · 문어 · 뱅어 · 오징어 · 게 · 해삼 · 포도 · 감 · 앵두 · 다래 · 모과 · 머루 · 송화(가루) · 메밀 · 냉면 · 순채나물 · 솔잎 등이 좋다.

〈해로운 음식〉

맵고 뜨거운 음식이나 지방질이 많은 음식, 고칼로리 음식이 나쁘다. 쇠고기 · 설탕은 안질에 안 좋고 무는 상기, 소화불량에 안 좋다. 조기는 상기, 전신위화감에 좋지 않다.

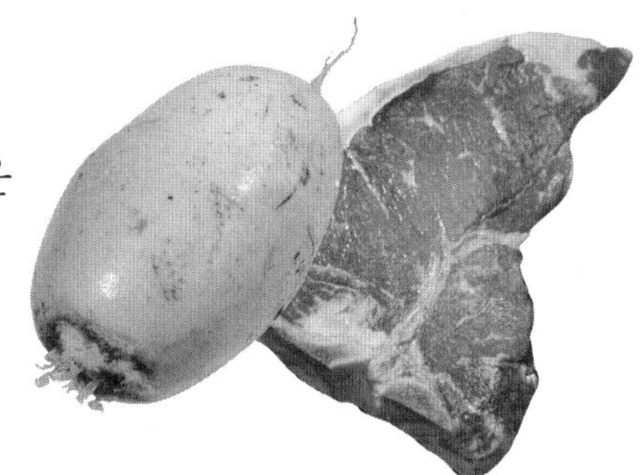

▲ 쇠고기, 무, 조기는 태양인 체질에 좋지 않은 식품이다.

▶소양인(少陽人) 체질

〈이로운 음식 〉

싱싱하고 시원한 음식이 좋다. 돼지고기 · 계란 · 오리(중풍, 고혈압, 당뇨환자는 금함) · 굴 · 해삼 · 새우 · 전복 · 가물치 · 복어 · 자라 · 우렁이 · 멍게 · 게 · 가재 · 잉어 · 가자미 · 수박 · 참외 · 토마토 · 딸기 · 파인애플 · 배추 · 오이 · 가지 · 호박 · 상추 · 우엉 · 감자 · 미나리 · 당근 · 보리 · 팥 · 피 · 녹두 · 참깨 · 메밀 · 좁쌀 등이 좋다.

〈해로운 음식〉

뜨거운 음식은 나쁘다. 닭고기 · 쇠고기 · 우유는 소화불량, 두드러기, 복통, 설사, 변비에 안 좋고 엿 · 꿀 · 개고기 · 염소고기 · 인삼은 번열에, 땅콩은 두통, 피로에 좋지 않다. 고추 · 생강 · 파 · 마늘 · 후추 · 겨자 · 카레 등 맵거나 자극성 있는 조미료도 안 좋다.

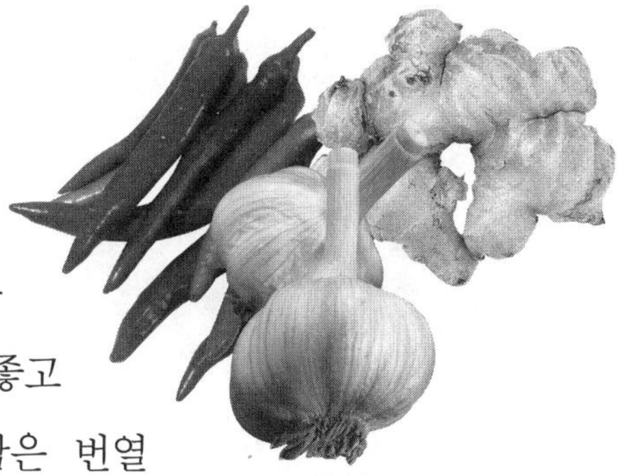

▲ 고추, 생강 파, 마늘 등은 소양인 체질에 좋지 않은 식품들이다.

▶태음인(太陰人) 체질

〈이로운 음식〉

식욕이 왕성하므로 모자랄 듯이 먹는다. 고지방보다 고단백질 음식이 좋다. 쇠고기 · 우유 · 버터 · 치즈(고혈압, 당뇨, 동맥경화, 중풍환자는 피함) · 간유 · 명란 · 우렁이 · 뱀장어 · 대구 · 미역 · 다시마 · 김 · 게 · 해조류 · 배 · 밤 · 호두 · 은행 · 고구마 · 잣 · 자두 · 땅콩 · 매실 · 살구 · 무 · 도라지 · 연근 · 마(산약) · 토란 · 버섯 · 더덕 · 당근 · 고사리 · 밀 · 콩 · 율무 · 콩나물 · 밀가루음식 · 두부 · 콩비지 · 들깨 · 수수 · 현미 등이 좋다.

〈해로운 음식〉

고칼로리 음식이나 지방식은 나쁘다. 달걀과 닭고기는 중풍, 고혈압, 심장질환, 빈혈, 담석증, 노이로제에 안 좋다. 개고기·염소고기는 종기, 번열, 치질에 좋지 않으며 배추·사과는 설사, 기침에 좋지 않다. 돼지고기는 감기, 기침, 신경통, 고혈압, 심장병, 치질에 안 좋고 꿀·설탕도 나쁘다.

▲ 달걀은 태음인 체질에 좋지 않은 식품이다.

▶소음인(少陰人) 체질

〈이로운 음식〉

따뜻한 음식이 좋다. 닭고기·양·염소·노루·꿩·개(중풍, 혈압, 당뇨병자는 금함)·명태·미꾸라지·도미·조기·멸치·민어·대추·사과·귤·복숭아·토마토·시금치·미나리·양배추·쑥갓·파·마늘·생강·고추·들깨·겨자·후추·카레·찹쌀·조·감자 등이 좋다.

〈해로운 음식〉

찬 음식이 나쁘다. 메밀·배추는 기침, 급성위염, 신장염에 안 좋고 쇠고

▲ 수박, 참외는 소음인 체질에 좋지 않은 과일이다.

기 · 우유는 감기, 기관지염, 맹장염, 치질에 안 좋다. 배 · 수박 · 참외 · 오이 · 풋과일은 딸꾹질, 설사, 손발 찰 때 안 좋고 고구마 · 밤 · 호두는 소화불량에 좋지 않다. 녹두 · 보리 · 팥은 설사, 소화불량에 안 좋고, 돼지고기는 소화불량, 위장염에 안 좋다.

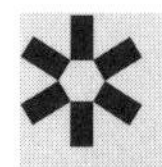

자연요법과 정신요법은 암을 이기는 새로운 대안이다

자연요법의 기본정신은 자연에 역행하는 생활을 청산하고 자연에 순응하며 자연과 동화하여 살아가는 자연과 인간의 일체 사상이다.

자연요법이란 인간은 소우주이고, 자연의 일부로서 자연치유력을 가지고 있으며, 이 자연치유력으로 신체 이상을 극복할 수 있다고 보는 동양의학의 기본정신이다.

자연요법은 신체 이상을 극복할 때 필요한 보조 수단이나 약재를 대부분 자연환경에서 얻어온다. 깨끗한 자연은 사람의 생존 자체를 지켜주는 텃밭이고, 신체 이상을 극복할 수 있도록 도와주는 조력자이다.

병 고치기 전에 마음부터 고쳐라

암을 이기기 위해서는 정신요법 또한 중요시 되고 있다.

우리는 신체 이상을 인체의 대반전의 기회요, 반성의 기회라고 주장한다. 이렇게 볼 때 정신적인 깨달음은 신체의 이상을 극복하는 관건이 된다. 혹 민족의학요법으로 건강을 회복하였다 하더라도, 과거의 잘못된 생활로 돌아가면 병이 재발하는 경우가 숱하다.

이러한 정신요법의 기본은 스스로 깨달음을 얻는 것이다. 우주속의 대자연과 인간에 대한 깨달음을 얻고, 자연과 같은 무소유의 마음가짐을 갖는다면 모든 신체 이상은 극복될 수 있다. 병을 고치기 전에 마음을 고쳐야 한다. 많은 병들은 욕심에서 비롯된다는 것을 이해해야 한다. 그런 연후에야 건강을 다시 찾을 수 있다.

암을 이기기 위해서는 자신감도 중요

모든 신체 이상에는 원인이 있고, 이 원인을 없애면 신체 이상을 이겨낼 수 있다는 자신감을 가져야 한다. 민족의학인 한의학에서는 기본적으로 병명이 없다. 증상이 있고 그 증상을 다스릴 약재와 처방이 있을 뿐이다.

신체 이상에 병명을 붙이지 않는 이유 중의 하나는 정신요법과 관계가 있다. 불치병이라는 선고를 받는 순간 이미 환자는 소생이 불가능한 정신 상태에 빠진다. 정신이 약해지면 몸의 자연치유력도 약화되어 정말 소생하기 힘든 상태가 돼버린다.

자연의학에서는 정신요법으로 불가의 선이나 요가의 명상, 기공요법, 음악 치료법, 대화법 등 여러 방법을 채용하고 있다.

앞에서 잘못된 생활이 신체 이상을 가져온다는 사실을 강조한 바 있다. 생활요법이란 올바른 생활로 생활 속에서 신체 이상을 극복하는 것을 말한다. 자연생활요법의 근본 정신은 자연순환계 원리에 맞게 살자는 신토불이 정신에 있다. 그러므로 올바른 생활이란 신토불이식 생활을 말한다.

또 강조되는 것은 부지런한 생활이다. 적당히 노동하고 쉬는 생활이야말로 건강의 기본이다. 일단 신체 이상의 징후가 나타나면 사람들은 무조건 드러눕는 경향이 있는데 이것은 곤란하다.

자연의학에서는 환자들도 정상인과 똑같이 일상생활을 하도록 권유하고 있다. 아예 환자라는 용어를 쓰지 않아야 한다. 그냥 똑같은 사람이다. 다만 몸이 좀 불편할 뿐이다. 보통 사람이 일년 365일 동안 정상적인 건강상태를 유지할 수 있는 날이 며칠이나 되겠는가?

고칠 수 없는 병, 고칠 수 있는 병을 구분하는 것이야말로 현대의학의 실수고 오만함이다. 암환자들은 누워있으면 안 된다. 더욱 몸이 병들고 암세포에 대한 저항력만 없어질 뿐이다. 할 수 있는 한 노동을 하고 적절히 휴식을 취하는 것이 좋다.

이와 함께 중요한 것이 생활의 의미를 깨닫고 이웃과 더불어 삶을 살아가는 일이다. 즉 나도 살고 남도 살리는 공동체적 삶을 꾸려 나가도록 다 함께 애써야 한다. 함께 사는 이웃끼리 서로 반목

하고 질시한다면, 그리고 우리를 둘러싸고 있는 사회가 끊임없이 그 구성원에게 압박을 가한다면 우리는 결코 건강할 수 없을 것이다.

암에 대한 한의학적 병리소견

암 덩어리가 생기면 혈액순환의 정체로 어혈(혈액조직의 이상이나 혈구의 면역기능 이상)이 생기고 독성이 생겨 담, 즉 내분비나 림프선 등의 이상을 초래한다. 영양대사 등의 균형이 깨지면서 체력이 떨어지고 체중도 줄어든다.

환자마다 체질, 병의 깊이, 병의 원인, 건강상태, 나이가 다르며, 여러 병리기전이 서로 복잡하게 얽혀 있다.

또 병세가 강하게 나타나는 실증(室症)이 있고, 저항력이 떨어져 나타나는 허증(虛症)이 있다. 암환자는 실증과 허증이 동시에 나타나기 때문에 진단이 어렵지만 환자의 임상병리에 나타나는 특징을 종합 분석하면 암을 효과적으로 정복할 수 있다.

다음 4가지는 암 유발 가능성이 가장 많은 병리기전이다.

▶ 기체혈어(氣滯血瘀)

기는 인체 생명활동의 원동력이다. 이러한 기가 순환력을 가지면 혈이 순환할 수 있고, 또 혈이 잘 순환하면 체내 곳곳에 영양을 공급하고 노폐물 대사를 이룸으로써 다시 기가 생긴다. 기가 순환하지 않으면 기가 체했다고 하며, 기가 체하면 피가 제대로 흐르지 못하므로 정체되어 색깔이 검게 변하거나 탁해지고 혈액순환 장애로 인하여 영양공급과 대사에 이상이 생긴다.

기혈의 순환은 강물이나 시냇물의 흐름에 비교할 수 있다. 피가 물이라면 물을 흐르도록 하는 힘이 기다. 흐르는 속도가 늦거나 흐름이 막히면 물은 탁해지며 썩는다. 중국 북경의 연구소에서 131명의 암환자를 대상으로 관찰한 결과 혈액침전도, 혈장의 비교점도, 전혈액비교점도, 혈소판부착점도 등이 정상인에 비해 현저히 높았다고 한다. 즉, 기체혈어가 암을 유발하는 병리학적 근거가 된다는 것이다.

기체혈어는 정신적 스트레스에 따른 내분비 이상과 음식물 정체에 따른 영양흡수장애로 영양균형이 깨져서 오며, 기후환경에 대한 적응력이 약해져 풍(風), 한(寒), 서(暑), 습(濕), 조(燥), 화(火)에 오랫동안 노출되어 생긴다. 또한 성격, 습관, 직업, 선천적 또는 후천적 체질허약으로 인해 생기기도 한다.

▶ 열독내결(熱毒內結)

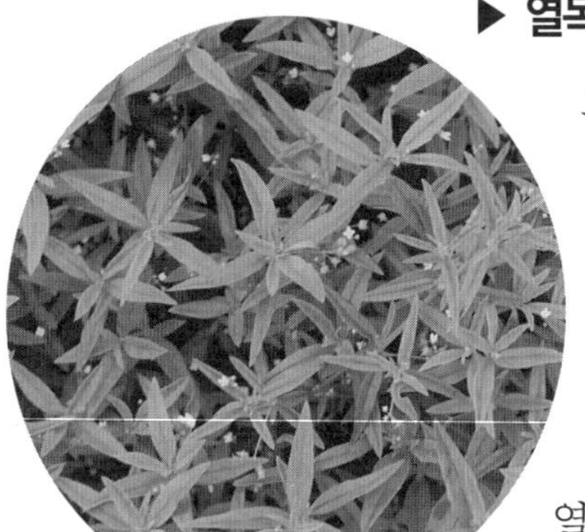

▲ 백화사설초는 열을 내리고 독을 해소하는 효능이 뛰어난 한약재이다.

흐르던 물은 막히면 탁해지고, 심하면 썩는데, 이때 화학반응으로 열이 생기고 독가스가 발생한다. 인체도 마찬가지다. 기가 순환하지 않아 피가 오랫동안 정체되면 열이 발생하고 인체에 해로운 독소가 뭉치게 된다. 이것이 기체혈어보다 더욱 심각한 열독내결이다.

이때는 청열해독 방법으로 치료하는데, 청열해독의 약물들은 현대 약리실험에서 항암효과가 증명되었다. 그 중 백화사설초는 쥐실험으로 자궁경부암, 간암, 피부암 등에 효과가 있음이 밝혀졌다. 또 포공영은 폐암을 억제하며, 사간은 근종을 억제한다는 것이 확인되었다.

▶ 담습결취(痰濕結聚)

담습결취란 주로 내분비대사에 관여하는 비장, 췌장, 부신, 갑상선, 림프선 등의 기체로 인해 결핵(結核), 즉 혹 같은 것이 생긴 것이다. 예를 들어 목 부위에 발생하는 경임파선암이라든가 유선암 등이 그런 것들이다.

한의학에서는 진액(津液) 또는 수액(水液)이 순환이상으로 정체되어 쌓이면 결핵으로 뭉쳐 혹이 된다고 보며, 담결핵이나 나력이라고도 부른다.

이러한 담습결취는 이수삼습법(利水滲濕法)이나 거습해독법(祛濕害毒法)으로 치료하여 좋은 효과를 보고 있다.

▶ 장부실조(臟腑失調)

오장육부는 기혈과 음양의 평형상태를 유지함으로써 정상적인 생리활동을 하게 된다. 어떤 원인으로 발병한 질병이든지 나중에는 생리기능에 영향을 주어 오장육부의 음양과 기혈에 불균형을 초래하게 되는데, 이를 장부실조라고 한다.

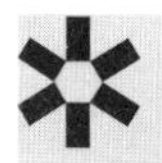

암에 대한 한의학의 치료법칙 5가지

▶ 부정거사법(扶正祛邪法)

인체의 면역, 방어 기능 등을 포함한 생명을 유지하는 기운을 정기(正氣)라 한다. 반면에 질병을 유발하는 암세포, 바이러스 등 해로운 기운을 사기(邪氣)라 한다.

한의학에서는 정기와 사기의 승패에 따라 건강이 좌우된다고 본다. 부정이란 정기를 돕는다는 뜻이며, 거사는 사기를 제거한다는 뜻이다. 한의사는 환자의 정기와 사기의 상태를 비교하여 때로는 정기를 돋우는 한약재를, 때로는 사기를 내리는 한약재를 쓴다.

그러므로 같은 암환자일지라도 치료법과 투약법이 다르다.

▶ 치표(治標)와 치본(治本)법칙

암의 원인 및 위급한 증상과 위급하지 않은 증상을 구분해서 치료하는 방법이다.

암환자 중에는 갑자기 위독해지는 경우가 많다. 이때는 암보다 위독한 증상부터 치료한다. 예를 들면 간암환자의 경우 위에서 정맥류출혈이 생길 수 있고, 토혈이라는 위급한 상황이 올 수 있다. 이 경우 한의학에서는 우선 피를 토하는 급한 상황을 치료하고 나서 간암을 치료한다. 이것이 치표이다.

반면 토혈을 하게 하는 원인인 암을 치료하는 것이 치본이며, 둘을 동시에 병행하는 것은 치표치본이다.

▶다종 치료법의 결합치료법칙

암은 대부분 병세가 급박하며, 암세포 증식이 빠르고 병력이 짧은 것이 특징이다. 따라서 단방치료법이나 단순 식이요법만으로는 다스리기 어렵다. 예를 들면 상황버섯이 좋다고 상황버섯만 먹거나, 와송(瓦松)이 좋다고 와송만 먹는 환자는 자칫 치료시기를 놓치게 된다.

암 치료는 여러 방법을 동시에 하는 것이 바람직하다. 간암 말기 환자일 경우 통증이 심하게 오는데, 내복약으로 간암을 치료하면서 외용약으로 통증을 멈추게 한다. 통증이 지속적으로 오면 환자의 체력이 소모되기 때문이다.

▶ 한의학 · 양의학의 결합치료법

한의학은 환자의 건강상태와 항암능력을 진단하여 체력, 면역기능을 강화하면서 암을 치료한다. 반면 양의학은 암세포 자체를 제거, 억제하는 국부치료법을 쓰는데, 한의학과 양의학을 결합하여 단점을 보완하면 큰 효과를 볼 수 있다.

중국에서는 70년대부터 양 · 한방 협진을 통하여 보다 나은 치료 결과들을 많이 보고하고 있으며, 우리나라도 현재 각 한방병원이나 양방병원에서 널리 협진을 시도하고 있는데 아직까지 한약과 양약의 결합치료로 부작용이 생겼다는 보고는 없다.

▶ 약물요법과 정신요법의 결합치료

암환자에게 정신력은 치료 성과를 좌우한다. 치료과정 중 제일 중요한 것이 정신요법이라고 해도 과언이 아니다. 암을 치료할 때 환자는 암과 전쟁하는 것과 같다. 전쟁에서 승리하면 사는 것이고 패하면 죽는 것이다.

그러므로 늘 환자에게 용기를 심어주어야 하고 의지를 북돋아주어야 한다.

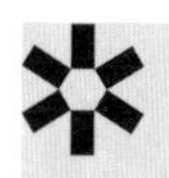

면역력 증강에는 한방이 최고!

종양과 면역과의 관계를 다시 한 번 짚어보기로 하자.

암(종양)세포는 다름 아닌 내 자신이 만들어낸 세포이다. 사람의 몸에서는 끊임없이 세포분열이 일어난다. 정도의 차이가 있을 뿐 태어나서 죽는 순간까지 세포분열은 계속되고 있는 것이다.

이 과정에서 염색체 순서가 바뀐다든지 결여되는 식으로 돌연변이 세포가 생기게 되는데, 이것이 스스로 증식하면 암 덩어리가 되는 것이다.

면역반응의 가장 주된 작용은 식세포에 의한 살해작용이고, T세포에 의한 항체 의존성 세포독성반응, B세포에 의한 체액성 면역반응, 항체 의존성 세포독성 반응과 자연살해세포에 의한 비특이성

반응 등이 있다. 결국 이중삼중으로 보호막이 쳐져 있는 것이다.

5년 이상 면역이 저하되면 암 발생 쉽다

일반적으로 하루에 5,000개 정도의 돌연변이 세포가 사람의 몸에 생긴다고 보는데, 이론대로라면 세상 사람 모두가 암환자가 되어야 한다.

하지만 이때 인체방어 수단인 면역이 작용하여 돌연변이 세포들이 보이는 즉시 제거하게 된다. 이것이 바로 종양면역이다. 면역학적인 면에서 볼 때 면역이 항진되어서 생기는 질환은 알러지, 자가면역질환이고, 면역기능이 저하되어서 발생하는 질환은 감염, 악성종양, 즉 암인 것이다.

즉 별것도 아닌데 호들갑을 떨면서 이상 반응을 보이는 것이 알러지이고, 자기 것을 적으로 간주하여 공격하고 파괴하는 것이 자가면역질환이다.

결국 암은 정상적인 몸 상태, 정상적인 면역상태에서는 발병되지 않는 질병인데 여러 가지 요인, 예를 들면 지속적인 스트레스, 체질과 음식물의 부조화, 나쁜 습관, 오염된 환경 등의 영향으로 면역이 저하되고 그 시간이 길어져서 생긴 불치병인 것이다.

연구 결과 직경 1cm의 암 덩어리에는 수억 개의 암세포가 존재하는데, 이 정도의 크기가 되려면 보통 5년에서 10년 정도의 시간이 필요하다고 한다. 이렇게 1cm가 넘으면 그때부터는 기하급수적으로 커져서 수개월만에 몇배로 커져버릴 수 있는 것이 또한 암이다.

결론적으로 최소 5년 이상 면역이 저하된 몸 상태가 유지되어 왔다고 볼 수 있다. 암이 무서운 이유는 이렇게 직경 1cm가 되기까지는 발견이 쉽지 않다는 데 있다. 최신 의학기술로도 이보다 작은 암 덩어리를 찾는 것은 운이 좋은 경우에 지나지 않는다.

결국 면역이 정상적으로 움직이도록 건강을 유지하는 것이 가장 중요하다. 한방에서는 면역이 떨어지는 증상을 기혈허(氣血虛) 상태로 파악한다. 같은 환경에서도 기(氣)와 혈(血)이 허(虛)한 상황이라면 질병이 발생할 가능성이 커진다.

유행성독감이 돌면 감기에 걸릴 가능성이 커지지만 다른 사람에 비해 유독 감기에 잘 걸리고 잘 낫지도 않는 경우가 있다. 유행성독감은 병의 기운이 너무 강해서 정상 컨디션의 사람도 피해가기 어렵다. 그런데 다른 사람보다 유독 감기에 약하고, 바람불고 비오는 날 외출한 후에는 꼭 감기기운이 있는 사람은 몸이 약한 것이다.

이렇게 몸이 약한 경우의 대부분이 기혈허(氣血虛) 상태이고 면역력이 약해진 것이다. 이렇게 허약해진 몸 상태를 회복하는 방법으로는 한방치료 만한 것이 없다.

허약해진 몸 상태 회복에는 한방이 최고!

한의학은 몸의 상황과 병의 기세를 종합적으로 비교하고, 그에 대한 약물구성을 하기 때문에 양방의학에서는 부족한 허약함의 치료가 매우 발달되어 있다.

물론 기(氣)가 더 나빠진 경우인지, 혈(血)의 상태가 더 안 좋은 것인지는 전문가의 판단으로 그에 적절한 처방을 해야 확실한 효과를 볼 수 있다.

이렇게 한약의 이용으로 면역력을 높이고, 생존기간 연장과 함께 증상을 개선하는 효과는 이미 각종 실험을 통하여 증명되었다. 외국에서는 실제 임상에서 많이 이용되고 있으며, 실제 치료과정에서는 면역을 올리는 동시에 암세포를 견제할 수 있는 전문적인 약물구성이 사용된다.

가장 현명한 암치료는 생기기 이전에 막는 것이며, 원칙적으로 충분히 막을 수 있는 질병일 뿐이다.

본인의 체질에 맞는 보다 적극적인 섭생과 관리가 필요하며, 스트레스에 적절히 대처하는 생활습관으로 면역을 지키는 노력이 중요하다.

암을 예방하는 최선의 방법

최신 암 발병설 2가지

▶ 인간을 만들고 있는 세포핵 속의 유전자(DNA)가 발암성 물질과 만나서 세포의 암화가 시작된다.

보통 암 발병은 정상적인 세포가 5~10년이라는 긴 세월동안 물리적, 화학적, 생물학적 자극을 받아서 DNA에 이변(돌연변이)이 일어나 암이 된다.

암 유발인자로는 방사선, 강렬한 자외선, 담배, 스트레스, 과음, 상한 음식, 편식, 과식, 2천여 종의 화학물질, 바이러스 등이 있다.

DNA에는 암을 유발하는 인자와 억제하는 인자가 있는데, 발암물질과 스트레스가 가해지면 발암인자가 나타나 정상세포가 암조직으로 바뀌게 되는 것이다.

▶ 우리가 섭취하는 음식물 중, 특히 고기나 가공식품은 분해, 소화, 흡수되는 과정에서 많은 양의 일산화탄소를 발생시킨다.

체내에 산소가 풍부하면 음식에서 발생한 일산화탄소는 산소와 결합해 이산화탄소가 된 후 피부호흡이나 대소변을 통하여 배설된다. 하지만 산소가 부족하면 일산화탄소는 독가스의 형태로 체내에 축적되고 과잉된 단백질, 지방덩어리와 화학적으로 결합하여 돌연변이 세포를 만들고 종양이 되는 것이다.

이 종양은 무산소 증식세포이다. 다시 말해 체내 산소가 부족하거나 영양과다로 인해서 세포 속의 DNA가 정상상태를 유지하지 못하면 발암인자가 활동하고 세포 자체를 암으로 변화시키는 것이다.

암을 예방하는 최상의 방안 6가지

암의 예방 및 건강유지를 위해서는 자신의 식생활을 개선하는 것이 중요하다. 범람하는 유해식품 속에서 식품선택의 첫째 조건은 안전성이다.

▶ 발암물질과 발암식품을 적극 피한다.

항생제, 약, 가공식품, 방사선(X-ray, CT 등)과 일본자연의학에서 말하는 3대 발암식품(고기, 우유, 계란)을 조심한다. 튀김음식과 육류를 적게 먹고, 육류는 반드시 다양한 채소와 함께 섭취한다.

▶ 음주와 흡연을 절제한다.

▶ 깨끗한 생수를 음복한다.

끓인 물은 용전산소가 거의 없다.

☞ 물의 기능 : 체액생산작용, 운반작용, 혈압 · 체온 · 체액 · 혈당 등의 조절작용, 노폐물 배출 작용을 한다.

▶ 전통 식생활(잡곡밥, 김치, 된장, 간장 등 발효식품)로 돌아간다.

▶ 정신적 스트레스를 해소한다.

어떤 일이 생기더라도 평상심을 유지할 수 있도록 평소 정신수양에 힘쓴다.

▶ 만성병은 빨리 치료한다.

오장육부의 장기 질병은 조기에 적절한 치료를 통해서 반드시 완치한다.

소아암의 예방법 4가지

최근 우리나라에서도 소아암이 무서운 속도로 발병하고 있으며, 성인과 같이 다양한 양상을 보이고 있다. 올바른 생활자세를 견지하지 않고는 건강을 유지하기가 힘들어지고 있다.

소아암은 유전적(입태, 임신, 출산 때 부모의 정신생활 및 식생활) 문제를 제외하고는 무절제한 식생활 및 약의 남용으로 인한 경

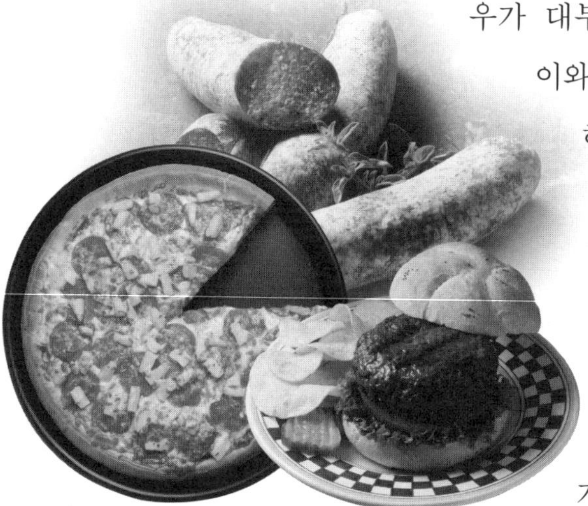

▲ 햄, 소시지, 피자, 핫도그 등 가공식품의 섭취를 줄이면 소아암 예방에 도움이 된다.

우가 대부분이다(일반적인 질병도 이와 같음). 이를 적절히 절제하면 소아질환 만큼은 완전한 예방이 가능하다.

▶ 식생활에 주의한다.

오곡가루, 오곡죽, 오곡밥으로 대체한다. 육식 등의 잔류 화학약품의 문제가 심각한 수준이다. 성장호르몬제 및 항생제 등이 남용되고 있기 때문이다. 또한 가공식품인 햄이나 소시지, 피자, 핫도그, 각종 튀김, 가공음료수, 과자류 등의 섭취를 피한다. 특히 화학첨가물이 문제가 되는 데, 가능한 한 적게 섭취하고 각종 채소와 함께 먹기를 권장한다.

▶ 화학약물의 오 · 남용을 줄이자.

항생제, 해열제, 피부질환 약품 등의 오 · 남용을 피해야 한다. 감기, 이비인후과질환, 위장병 및 피부질환 등의 질병은 자연치료로 대체한다(항생제는 2주 이상 사용하지 말 것). 찬 음식과 날 음식의 과도한 섭취도 문제가 된다.

특히 제철이나 풍토가 아닌 바나나, 딸기, 수박, 알로에 등 각종 과일과 채소, 아이스크림, 냉음료수, 얼음과자의 과도한 섭취는 내

장기능을 감퇴시키고 적(積)을 형성할 수 있다.

따라서 제철 과일과 채소를 먹고 냉한 음식을 자제하며, 찬 여름 과일을 먹을 때는 소금과 함께 먹는 것이 좋다.

▶ 암 발현 가능성이 있는 아이의 경우는 한의사의 처방 없이 먹는 일반적인 보약도 주의할 필요가 있다.

암 및 질병 발현 가능성이 있는 아이의 실(實)한 장기를 보(補)할 경우 보약은 암 발현의 촉매제가 될 수 있다. 따라서 체질과 상태에 따른 한약처방이 필요하다.

▶ 육식 편중, 채소 및 김치 기피, 가공식품 선호, 무절제한 양약 투여, 생수 음복 부족, 밀폐된 공간의 생활, 운동량 부족, 정신적 긴장감 및 스트레스 과다는 암을 비롯한 각종 질병의 원인이 된다.

따라서 평소 잡곡밥, 김치, 된장, 간장 등의 전통 식생활에서 암 예방의 길을 찾아야 한다.

암을 예방 · 치료하는 면역증강 식품들

▶버섯류

버섯에 들어있는 다당류는 면역을 증강시키는 기능이 증명되어 암환자 보조치료제로 많이 사용된다. 특히 일본에서는 의료보험으로 처리될 만큼 널리 사용되고 있다.

운지버섯 균사체에서 추출한 다당을 암환자가 섭취하면 면역기능이 좋아져서 항암제나 방사선 치료의 부작용을 줄이고 치료효과는 증진된다고 보고되었다.

동물실험에서도 운지버섯 다당을 종양 생쥐에게 투여한 결과 암세포 억제율이 70% 이상, 생존율 연장은 77%나 되었다.

영지버섯 다당도 면역기능을 증강시켜서 항종양작용을 하는데 세포성면역과 체액성면역 모두 증강작용이 있다고 한다. 또한 생체반응 조절물질이 있어 다른 치료로 인한 면역계통과 조혈계통의 손상을 방지한다.

상황버섯의 단백 결합 다당체도 기존의 항암제와 함께 사용하면 더욱 치료효과를 높일 수 있고 부작용도 줄일 수 있다. 또한 만성간염 등 바이러스 질환에도 효과적인 물질이다.

아가리쿠스 버섯도 면역기능을 살려주어 수명 연장효과, 발암물질을 흡착·배설하는 효과, 혈당 강하효과 등이 증명되었다.

동충하초는 겨울에는 벌레였다가 여름이면 풀이 된다는 의미이다. 버섯류의 일종으로 나무가 아닌, 곤충의 몸 위에 기생하며 자란다. 중국에서는 오래 전부터 강장제로 사용하여 왔는데, 연구 결과 다양한 종류의 암세포 억제작용이 밝혀졌다. 동물실험에서 폐암과 유선암의 억제율이 비교적 높게 나타났다.

▶해조류

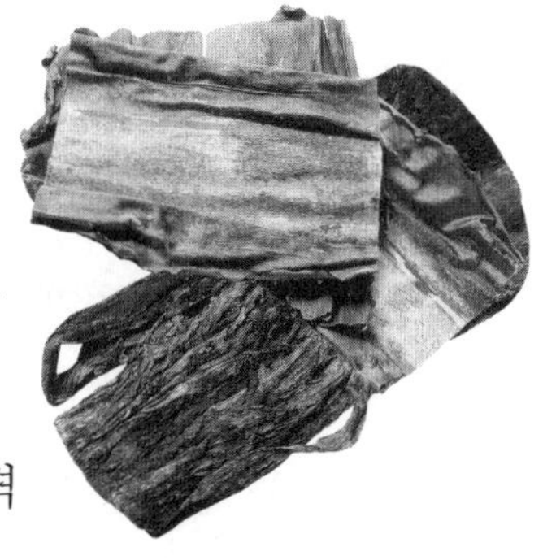

해조류는 항바이러스 작용과 함께 질병 치료에 유용한 물질이 풍부하다. 해조류의 항산 다당체에 항암효과가 있다는 것이 밝혀졌으며, 알긴산과 다른 종류의 다당체가 면역력

을 높여서 암 억제에 효능이 생기는 것으로 입증되었다. 그밖에도 해조에 들어있는 셀레륨, 요오드, 망간 같은 무기질도 면역기능 향상에 도움을 준다.

▶**키토산**

키토산은 새우, 게와 같은 갑각류의 껍질에 많으며 콜레스테롤 저하, 중금속 해독 등의 효과와 함께 면역을 증진시킬 뿐 아니라, 항종양 작용이 있다.

동물실험 결과 종양면역의 중요한 사이토카인 중 하나인 인터루킨-2의 분비기능이 향상되었고, 다른 비장면역세포의 증식도 활성화 되었다고 한다. 또한 식이섬유를 다량 함유하고 있어서 장의 면역에도 도움을 주는 것으로 알려져 있다.

▶**상어연골**

암 조직은 커지면 영양공급을 위해 스스로 혈관을 만든다. 이것은 암 조직이 빠르게 성장할 수 있게 돕는 중요한 통로가 된다.

정상세포에서는 볼 수 없는 특이한 반응으로 암세포 스스로 혈관을 만드는 능력을 발휘하여 계속해서 영양을 공급받아 무한대로 성장하게 된다.

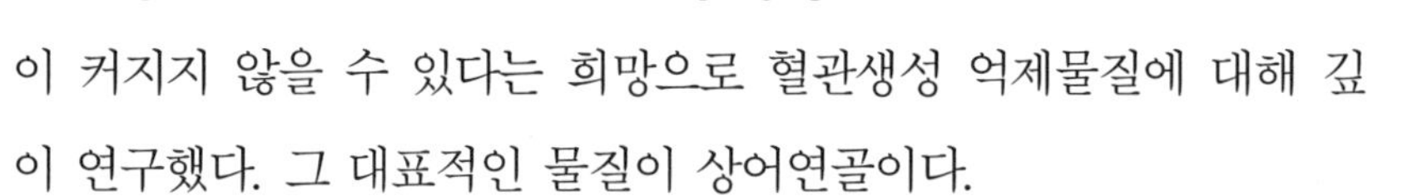

그래서 종양을 연구하는 학자들은 암 덩어리가 스스로 혈관을 만드는 활동만 막을 수 있다면 더 이상 종양이 커지지 않을 수 있다는 희망으로 혈관생성 억제물질에 대해 깊이 연구했다. 그 대표적인 물질이 상어연골이다.

상어는 암에 걸린 예가 없다는 보고에서 시작된 연구로 상어연골의 당단백은 신생혈관단계에서 필요한 단백질 분해효소를 억제하여 신생혈관을 차단하는 효과가 있다.

상어연골은 버섯다당체와 함께 일본에서 암 치료의 대체수단으로 가장 각광받고 있는 물질이다.

▶된장

메주콩을 발효시켜서 만들기 때문에 콩의 항암능력과 더불어 된장의 발효균이 체내 필수지방산 합성에 관여하여 항염증작용, 항스트레스작용, 항암작용을 한다.

발암물질에 대한 암세포 발생억제 효과를 측정하는 항돌연변이 연구 결과, 된장은 거의 100% 돌연변이 억제 효과를 나타내는 것으로 밝혀졌다. 특히 재래식 된장은 억제효과가 가장 뛰어났다. 또한 이미 발생한 암세포의 전이를 억제하는 효과도 우수한 것으로 나타났다.

암세포의 혈관생성을 억제하는 작용을 하는 콩 속에 제니스타인이라는 물질은 암세포의 영양공급을 차단하는 효과로 암세포가 증식하는 것을 막는다.

콩에는 이 외에도 여러 가지 항암물질과 단백질, 탄수화물, 무기질 등의 영양소가 풍부하여 세포의 노화를 지연시키고 면역력을 강화시키는 작용을 한다.

콩 단백질에는 필수아미노산이 많이 함유되어 있는데 이는 인체 내에서 합성이 되지 않으므로 음식물로 섭취해야 한다.

▶셀레늄

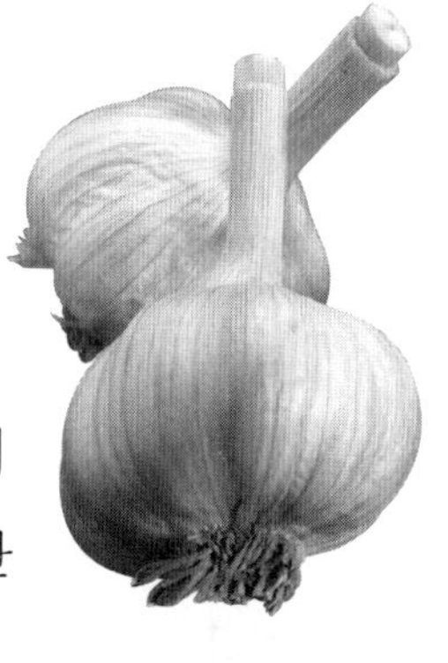

셀레늄은 버섯과 마늘, 그리고 곡류에 많이 있다고 알려져 있다. 항암에 좋은 곡류로는 현미나 율무를 들 수 있다. 셀레늄은 발암 개시 과정을 억제하는 힘으로 암을 예방하는 작용이 있으며, 면역력을 향상시켜 암의 진행을 억제한다.

주된 작용은 항산화효소로 과산화물의 독성을 해독시키는 것이다. 활성산소나 과산화물이 인체에 쌓이면 세포독성이 되어 세포의 돌연변이를 일으키고 이것은 암세포의 전구단계가 된다.

▶녹황색 채소

녹황색 채소의 베타카로틴은 T세포증식을 자극하여 면역기능을 향상시킨다. 거슨 요법의 주된 핵심 중 하나가 바로 녹황색채소로 만든 녹즙이다.

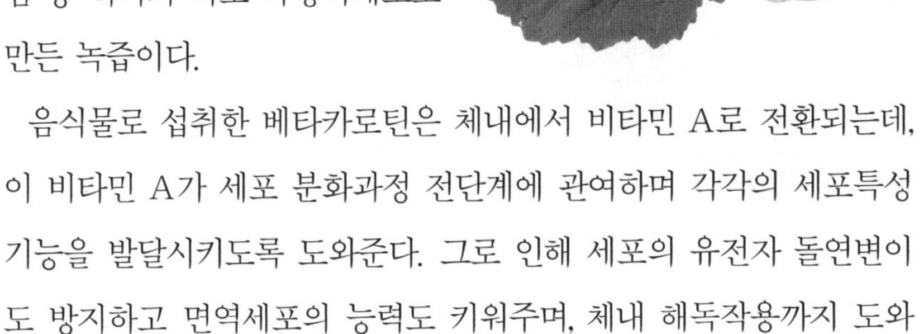

음식물로 섭취한 베타카로틴은 체내에서 비타민 A로 전환되는데, 이 비타민 A가 세포 분화과정 전단계에 관여하며 각각의 세포특성 기능을 발달시키도록 도와준다. 그로 인해 세포의 유전자 돌연변이도 방지하고 면역세포의 능력도 키워주며, 체내 해독작용까지 도와주는 일석삼조의 효과를 나타낸다.

또한 녹즙에는 다양한 비타민, 무기질을 비롯하여 플라보노이드 성분이 많이 들어있다. 이 성분은 항산화작용을 하는데 이런 작용으로 세포조직의 해독효과가 나타나는 것이다. 더불어 항균, 항염증, 항돌연변이 작용도 하며, 지방의 과산화를 억제하여 동맥경화를 예방한다.

항암효과를 인정받고 있고 녹즙이나 야채스프에 꼭 넣으라고 거론되는 채소들은 양배추, 케일, 브로콜리, 무와 같은 십자화과에 속하는 식물들이다.

이들 채소류는 다른 채소류보다 기능활성물질을 더 많이 가지고 있으며 이런 성분들은 항돌연변이, 항암기능이 보다 뛰어난 것으로 밝혀졌다.

▶비타민 A · C · E

비타민이 암 예방에 좋다는 것은 많이 알려진 사실이다. 그 중에서도 비타민 A, C, E가 많이 들어있는 식품을 섭취하는 것이 좋다. 비타민 A는 녹황색 채소에 많이 들어 있는데, 비타민 A가 결핍되면 위암 발생률이 높아지며 위점막 기능의 장애를 유발한다.

비타민 C는 과일, 채소에 많으며 스트레스와 피로에 대한 저항력을 강화시키고 대식세포의 탐식기능을 높여서 암의 확산을 막아준다.

비타민 E는 콩이나 채소에 많으며, 항암작용을 할 뿐만 아니라 암세포가 분비하는 악성 악액질의 진행을 막아준다.

이런 비타민은 자연식품에서 섭취하는 것이 좋다. 약품으로 섭취하면 흡수율이 현저히 떨어질 뿐 아니라, 인위적으로 만든 비타민 E를 과다 복용하면 오히려 암을 유발한다는 보고가 있다.

▶식초

식초에는 유기산이 풍부하게 함유되어 있어서 에너지 대사과정의 노폐물을 물과 이산화탄소로 분해하는 촉매제가 된다.

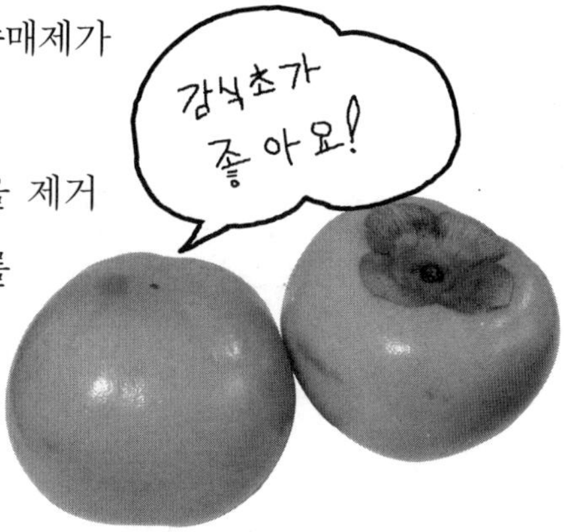

마찬가지 원리로 체내의 암성 악액질을 제거하는 효능도 발휘한다. 또한 비타민 C를 효과적으로 흡수할 수 있도록 도와주며, 산성독성물질들을 신장이나 간장에서 해독, 여과할 수 있도록 이뇨작용을 불러일으킨다.

앞에서 설명한 대로 암환자의 인체는 점점 산성화 되고 있다. 몸이 산성화되면 인체 본연의 기능은 점점 쇠약해지고 암세포의 생존에는 유리한 환경이 된다.

이럴 때 식초가 혈액과 체액의 산성화를 방지하는 훌륭한 약이 되는 것이다. 그 중 과실식초가 보다 효과적이다. 보통 사과식초나 감식초를 사용하도록 권한다.

면역기능을 키워주는 한방약물

기존의 항암제는 면역기능에 손상을 입히면서 암세포를 죽이지만 한방약물은 면역기능을 높여주면서도 항암작용을 하는 것이 특징이다. 물론 항암능력 자체는 양방 항암제와 비교해서 떨어지지만 기본 면역력을 더욱 키워주는 항암작용을 할 수 있다는 것이 큰 장점이다.

따라서 체력이 항암제를 이길 수 없는 환자의 경우 한방약물이 아니면 치료효과를 기대하기 힘들다. 특히 기존 항암제의 부작용을 해소시켜주는 능력이 뛰어나므로 적절하게 같이 이용하면 치료효과를 훨씬 높일 수 있다.

백화사설초, 산두근 등은 대표적인 항암 약물

대식세포의 능력을 돋우어 주는 약물은 백화사설초, 산두근, 저령, 오가피, 천궁, 도인, 홍화, 계혈등 등이 있으며, T세포의 기능을 증강시키는 약물로는 황기, 당삼, 인삼, 백출, 영지, 의이인, 생지황, 단삼, 구기자, 녹용, 오미자, 상기생, 자하거 등이 있다.

면역기능을 높여주는 사이토카인을 활성화시키는 약물로는 인삼, 황기, 삼칠근, 감초, 영지, 백출, 산약, 백복령, 생지황, 금은화, 포공영, 오미자, 백작약, 토사자, 한련초, 음양곽, 산약, 구기자 등이 있다.

항원 항체반응에서 혈청항체를 증가시키는 약물로는 단삼, 노봉방, 현삼, 생강, 인삼, 황기 등이 있으며, 항체생성을 촉진하는 약물로는 오미자, 지황 등이 있다.

한방요법의 암 치료는 면역기능을 높여서 면역세포가 암세포를 공격하도록 돕는 것이 목표이다.

따라서 기존의 양방 암 치료와 더불어서 한방치료를 병행하면 치료효과도 높이고 좋은 예후에 보다 접근할 수 있다.

이미 유럽이나 미국에서는 기존의 항암치료 이외에 '전인치료'라는 개념으로 몸 전체의 상태를 우선시하는 다양한 치료법을 시행하고 있으며, 추세 또한 점점 발전하고 있다.

중국의 경우에는 암 발견 초기부터 한방과 양방치료를 동시에 병행하는 것이 일반적인 상식처럼 굳어가고 있다.

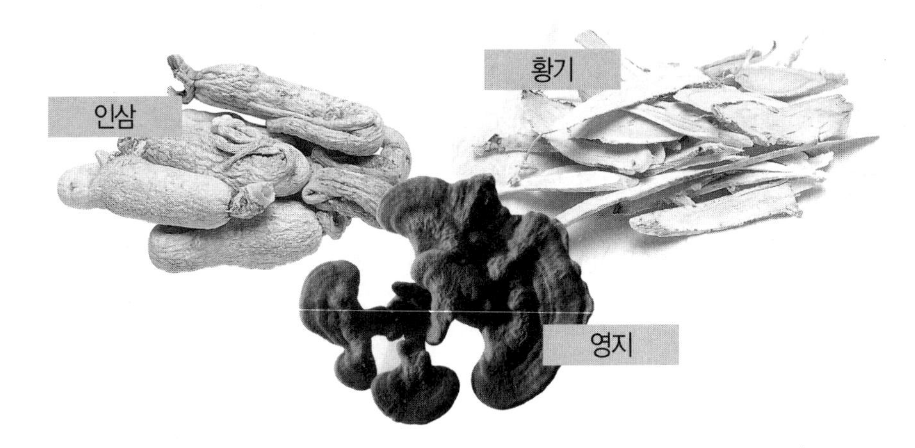

▲ 인삼, 황기, 영지, 감초 등은 인체의 면역기능을 높여주는 대표적인 한약재들이다.

우리나라의 경우 아직은 양·한방이 이해관계를 넘어서지 못해서 전통적으로 훌륭한 '전인치료' 개념이 있음에도 불구하고 제대로 활용하지 못하는 실정이다. 그 때문에 양방치료가 실패로 돌아간 다음 한방요법을 선택하는 경우가 많다.

이미 병이 깊은 다음에는 아무리 좋은 약도 효과를 발휘하지 못하는 법이다. 좀더 일찍 확률을 높일 수 있는 선택을 하지 못하는 현실이 안타깝다. 필자는 현장에서 노력하는 의사들이 좀더 인식의 장을 깨쳐 나가야 한다고 생각한다.

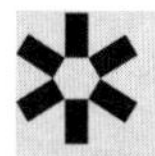

암세포 공격하는 한약으로 암세포 이겨내는 방법

한방요법이 모두 면역기능을 높이는 방법으로 암을 치료하는 것은 아니다. 한약재 중에는 암세포에 직접 맞서서 암세포를 죽이거나 성장을 억제하는 약물도 많이 있다. 이는 작용에 따라 활혈화어, 청열해독, 연견산결, 화담거습하는 약물군으로 분류할 수 있다.

▶활혈화어(活血化瘀)

활혈화어 약물은 국소나 전신의 혈액순환이 안 되어서 생기는 어혈을 풀어주는 약물을 말한다. 혈액순환을 촉진하고, 혈액의 찌꺼기를 없애주는 작용을 한다.

이런 활혈화어 약물 중에는 항암 성분이 있는 약물이 많다. 대표

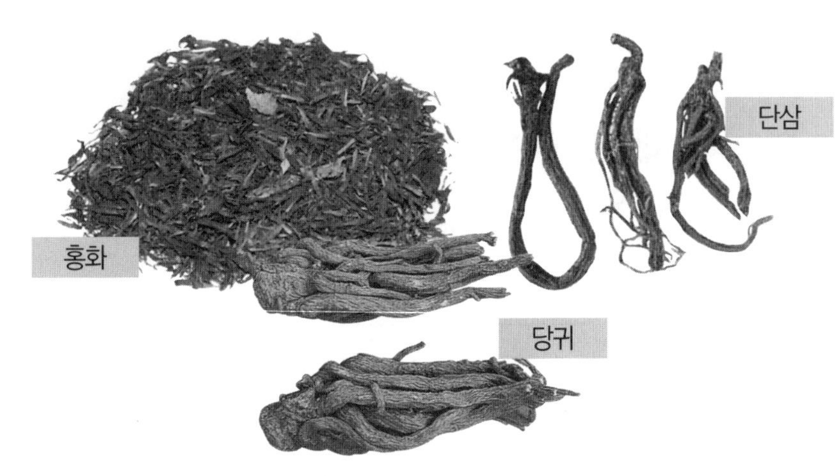

▲ 홍화, 단삼, 당귀 등의 한약재는 혈액순환을 촉진하고 어혈을 제거해 암의 전이를 막아주는 효과가 있다.

적인 것들로는 홍화, 단삼, 아출, 삼릉, 당귀, 대황, 오령지, 계혈등, 토별충, 수질 등이 이에 속한다.

혈액이 응고되는 것을 방지해 주는 활혈화어 약물은 암의 전이를 막아주고 섬유단백질의 용해를 증가시켜서, 혈액순환을 촉진하고 항암약물이나 면역기능의 효능을 높여주는 데 곤포, 아교, 작약, 홍화, 단삼, 갈근, 천궁 등의 약물이 이에 속한다.

또한 활혈화어 약물은 2차 감염을 막고, 종양 주위의 염증성 부종을 줄인다. 항염증작용을 하는 약물로는 단삼, 천궁, 목단피, 지유, 적작약, 자초, 호장근 등을 들 수 있다.

활혈화어 약물로 혈액순환을 좋게 하면 결과적으로 세포조직에 산소 공급이 잘 되는데 이는 암 치료에 있어서 중요한 의미를 지닌다. 혈액내 산소 함량이 늘어나면 방사선치료나 화학요법의 치료효과도 상승시킬 수 있다.

중국혈액연구소의 보고에 의하면 실험용 흰쥐의 종양세포에 활혈화어 약물을 투여한 결과 섬유세포 수가 현저하게 감소된 결과를 나타내었다고 한다. 이런 효능은 방사성 폐렴이나 연조직 손상으로 인한 정상조직의 섬유화를 감소시키는 데 효과적이다.

또한 면역기능에도 영향을 미친다. 천궁, 당귀, 홍화, 단삼 같은 약물들은 T세포를 활성화시키며, 다른 종류의 활혈화어 약물들은 비정상적으로 증진된 면역반응을 억제시켜서 면역기능이 평형을 유지하도록 도와준다.

▶청열해독(淸熱解毒) 약물

청열해독한다는 의미는 열을 내리고 독소를 배출시킨다는 의미로, 항암효과가 뛰어난 약물들은 대개 청열해독 작용이 있는 약물들이다.

이들 청열해독 약물들은 암세포의 DNA와 RNA합성을 억제하고 암세포의 분열을 막으며 직접 암세포를 살상하는 효과도 나타낸다. 특히 인체의 면역기능을 증강시켜 항암작용을 하는 효과가 있다.

또한 청열해독 약물은 화학요법의 효과를 높여준다. 중국 하남성 의과대학 종양과의 실험에 의하면 반지련, 반변련, 백화사설초와

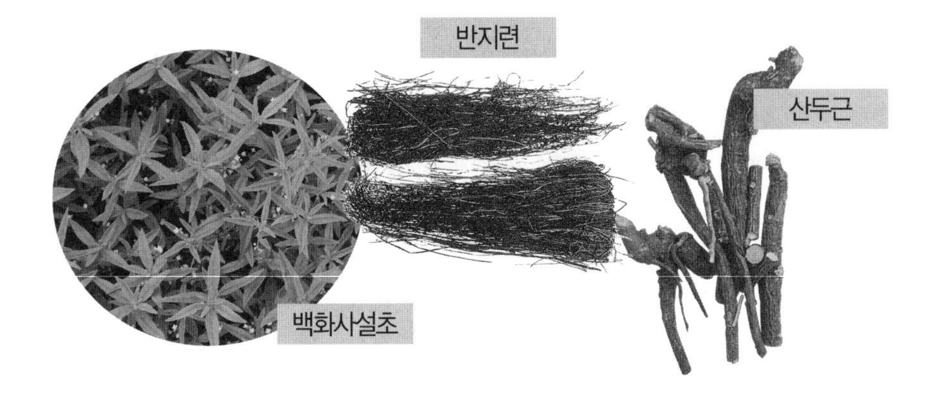

▲ 청열해독하는 약재는 암세포의 작용을 억제하고 암세포의 분열을 막으며 직접 암세포를 살상하는 효과도 있다.

항암제를 같이 사용했을 때 일반 항암제만 투여한 경우보다 유효율이 약 25% 정도 상승된 결과를 얻었다고 한다.

항암치료에 많이 이용하는 청열해독 약물로는 백화사설초, 반지련, 산두근, 용규, 하고초, 토복령, 어성초, 산자고 등을 들 수 있다.

▶연견산결(軟堅散結) 약물

연견산결이란 견고한 것을 부드럽게 만들고, 뭉쳐있는 것을 풀어준다는 의미이다. 이런 약물은 양성종양에 많이 이용하는데 항암작용을 하는 약물도 많다.

백강잠은 간암세포를 억제하고, 모려분과 해조도 항암효과가 입

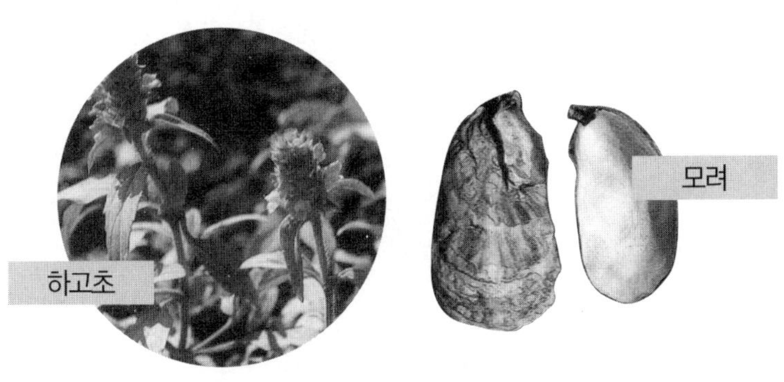

▲ 백강잠, 하고초, 모려 등의 약재는 몸안에 뭉쳐있는 것을 풀어주어 항암효과를 나타낸다.

증되었으며, 하고초는 복수암세포, 자궁경부암세포, 간암, 위암, 백혈병세포를 억제한다고 밝혀졌다.

대표적인 연견산결 약물로는 하고초, 모려, 해조, 곤포, 산자고, 천산갑, 백강잠, 별갑, 반하, 패모, 백개자, 과루 등이 있다.

▶화담거습(化痰祛濕) 약물

'담' 은 인체 내에 불완전한 신진대사로 생긴 불필요한 물질을 말하는 것이고, '습' 은 수액대사가 원활하지 못하면 생기는데 습이 많아지면 부종이나 염증이 잘 발생한다.

한의학 고전에 이르기를 "병이 열 가지이면 아홉 가지는 담이 그 원인이다."라고 할 만큼 담은 병을 치료하는 데 중요한 관점이 되

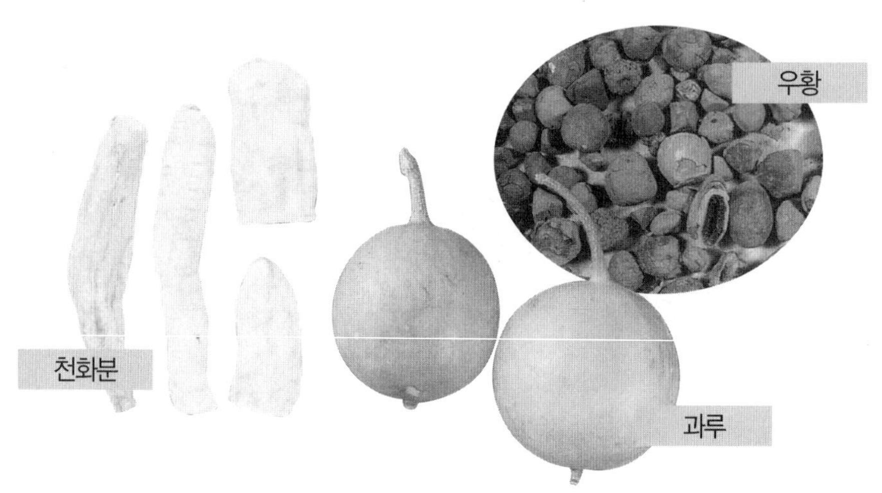

▲ 몸 안의 담과 습을 없애주는 천화분, 과루, 우황 등도 종양 치료에 효과가 있다.

며 몸 안에 담이 전혀 없는 상태도 불가능하다.

이러한 담은 몸에 습이 많을 때 더 많이 발생되기 때문에 습과 담을 동시에 치료하는 것이 일반적이다.

화담거습 약물도 종양치료에 많이 이용된다. 그 중 과루인은 복수암을 억제하는 작용을 하고 천화분은 자궁경부암을 억제한다.

반하는 식도암, 자궁경부암 치료에 활용되며 전호, 우방자, 황약자, 산자고, 남성, 조각자, 마두령, 백부근, 해부석, 우황 등의 약물은 실험 결과 종양을 억제하는 작용을 하는 것으로 나타났다. 거습약물인 의이인은 위암에 많이 이용된다.

이밖에도 저령, 방기, 택사, 목통, 죽엽, 대극, 원화, 반변련 등이 종양치료에 많이 이용되는 거습약물이다.

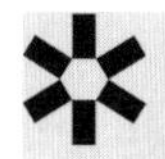

한방 암 치료는 화학요법 효과 높인다

조기에 암을 발견하는 경우라면 수술요법만으로도 근치가 가능하지만 2기 정도만 되어도 몸 안의 남은 암세포를 없애기 위해 화학요법이 불가피하다고 설명하는 경우가 대부분이다. 말기암의 경우에도 종양을 축소시키고, 생명연장을 위해서 거의 대부분 화학요법이 사용되어진다.

반드시 화학요법을 해야 하는가 하는 문제는 다른 기회에 설명을 하기로 하고, 가능성이 있다면 시도를 해봐야 할 것이다.

그러면 참기 힘든 부작용과 면역력의 저하는 어떻게 해야 하는가?

고통을 참기 힘들어 화학요법을 포기한다면 병을 고칠 수 있는 기회를 놓칠 수도 있다.

화학요법의 성공열쇠는 환자의 체력

화학요법의 성공 여부는 환자의 체력이다. 체력이 좋은 젊은 환자들도 처음에는 잘 견디고 화학약품의 효과 또한 좋다가도 투여하는 횟수가 늘어날수록 점점 힘들어하고 부작용이 많이 나타나며 치료 효과가 다시 안 좋아지는 경우가 적지 않다.

화학요법과 한방치료를 병행해 보았다면 조금이라도 부작용이 감소하고 면역력도 좋아져서 화학요법을 끝까지 소화해 낼 수 있었을 것이다.

이미 화학요법으로 인한 부작용과 암세포의 번식으로 손댈 수 없는 상태에 이르렀을 때마다 기회를 몰라서 놓쳤다는 생각에 많이 안타깝다.

필자가 연구생활을 한 북경광안문병원 종양과 손계지 교수는 위암환자를 대상으로 면역증강 한약을 화학요법과 같이 시도했다. 끝까지 관찰한 결과 화학요법을 완성한 비율이 93.7%로 단순화학요법만 시행했던 경우보다 16.6% 상승한 결과를 얻었다.

또한 같은 종양과에 근무하는 왕계면 교수는 유방암 환자를 대상으로 골수기능을 향상시키는 한약과 함께 화학요법을 시행한 결과 소화기 부작용이 감소되어 체중이 유지되고 백혈구, 혈소판의 수치도 정상범위에서 유지되었으며, 면역기능도 증가되었다고 보고하였다.

화학요법은 조혈기능을 파괴시켜 혈소판, 백혈구 수치를 현저하게 떨어뜨린다. 그런데 만약 정상 이하로 수치가 떨어지면 일반감염이나 단순출혈에도 생명이 위험하기 때문에 화학요법을 하고 싶어도 계속 진행할 수가 없다.

이와 같이 혈소판, 백혈구 수치가 한약으로 유지될 수 있다는 사실은 매우 고무적인 것이다. 또한 면역기능이 파괴되지 않고 유지된다는 것은 암의 전이를 억제하는 힘이 남아 있다는 것이다. 화학요법이 만약 실패를 하더라도 그 부작용으로 암이 더욱 확산되고 커지는 일은 방지할 수 있다는 의미가 된다.

물론 화학요법이 성공하면 한약요법과의 접목으로 그 효과는 훨씬 더 배가될 것이다. 더불어 부작용도 막아주니 성공확률을 높이게 될 것은 자명하다.

설사 화학요법이 실패를 하더라도 그 부작용으로 몸이 피폐해지는 것을 막아주니 일석삼조의 효과가 있는 것이 바로 한약요법이다. 고려의 대상인 아닌, 반드시 필요하다는 것이다.

단, 몸에 좋은 약이라고 전문가의 견해를 구하지 않은 채 복용을 하면 상태를 더 악화시킬 수 있다는 사실을 잊어서는 안 된다.

한방요법 & 화학요법 병행하면 암 치료효과 상승

난치병일수록 식품과 약재의 선택에 신중을 기하고 전문가의 견해를 구해야 한다. 같은 보약이라도 개인의 체질과 상태를 고려해야 하고 병이 있는 환자라면 더 신중히 병의 상태에 맞는 약재선택을 하여야 한다.

특히 암환자의 경우 몸에 좋다고 무턱대고 복용하면 도리어 암세포만 살찌게 만드는 결과를 초래할 수 있다. 그런 이유로 항암효과를 노리면서 몸에도 보약이 되는 전문적인 한약처방 구성이 필요한 것이다.

중요한 것은 항암제 치료 중이나 그 후에 다시 재발한 암세포는 내성이 생겨 다시 다른 종류의 항암제 치료를 받더라도 완치시킬 수 있는 가능성이 거의 없다는 것이다.

그저 종양의 크기를 좀 줄이거나 발전속도를 늦추려는 목적으로 화학치료를 하게 되지만 많은 환자들은 완치의 기대를 버리지 않는다. 완치의 가능성이 많이 떨어짐에도 불구하고 그 지독한 부작용을 견디며 화학요법을 다시 받을 필요가 있을까?

처음 화학요법을 받고 난 후처럼 좋아질 수 있다는 희망을 버리지 못하는 데다가 다른 선택의 여지가 없기 때문에 환자는 다시 화학요법을 선택한다. 냉철하게 다시 한 번 치료방법의 효율성을 제고해 보고, 꼭 받아야 한다면 부작용 증가나 화학요법이 실패한 다음을 고려해서 다양한 치료를 시도해야 한다.

오히려 화학약품의 독성이 암환자의 상태를 더 악화시킬 수 있다. 하지만 현실적으로 그 진상을 설명하는 경우가 드물다. 이것이 우리사회의 병폐인 것이다.

치료의 다양화는 암 정복으로 가는 길

일반 환우들과 보호자들도 고정관념을 깨야겠지만 실제 임상에서 환자를 치료하는 의료진들이 적극적인 관심을 기울여야 된다.

우리 전통의 좋은 방법을 팽개치고 다국적 외국기업이 생산해낸 약품에만 관심을 기울이는 고정관념은 이젠 버려야 한다. 중국이나 기타 유럽국가들처럼 같이 연구하고, 같은 맥락으로 임상에서 환자들에게 도움이 되는 새로운 의료형태가 정착되길 간절히 바라는 바이다.

한방 약물요법은 방사선 치료 부작용 줄인다

방사선 치료 중의 부작용은 발열, 구토, 전신무력 등의 전신반응과 방사선을 쐰 부위의 조직이 괴사하는 국소적인 반응으로 나누어 볼 수 있다.

중국 복건성 복주시 제1병원 종양과 반명계 교수는 방사선치료와 더불어 맥문동, 천문동, 사삼, 생지황, 옥죽, 금은화, 단삼 등으로 구성된 한약재를 같이 투여하면 국소 연조직 위축이나 경화 등의 대표적인 방사선 치료에 따른 부작용을 줄일 수 있다고 연구, 발표하였다. 위의 약재들은 모두 진액을 보충하고, 열독(熱毒)을 없애주는 약물들로 방사선 치료의 주된 후유증인 입이 마르고 침샘분비가 잘 안 되는 등의 증상에 주로 이용한다.

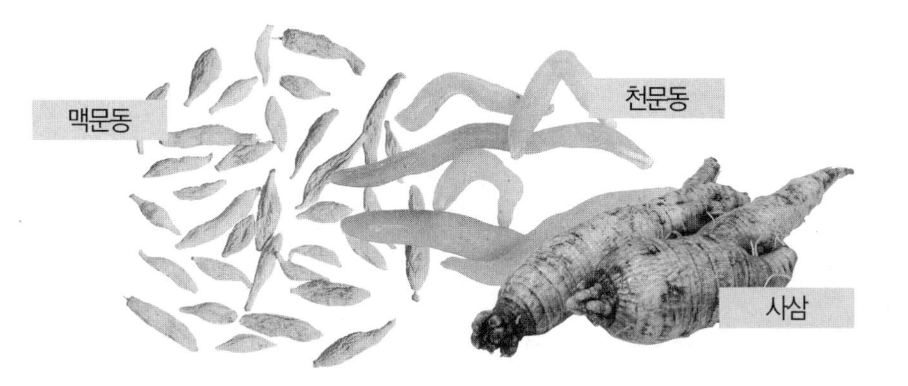

▲ 한약재 중의 맥문동, 천문동, 사삼 등은 방사선 치료의 부작용을 줄여주는 효과가 있다.

또한 단삼, 홍화, 도인 같은 약물들은 종양 주위의 혈액순환을 촉진시켜서 암세포들이 방사선에 민감하게 반응하도록 한다. 방사선 치료가 실패하는 원인 중의 하나는 암조직 내의 산소가 부족하기 때문이다. 방사선 치료는 암 조직이 비교적 부드럽고 혈류가 풍부한 경우에는 효과가 있지만 이미 암세포의 섬유조직이 단단해져서 혈류가 부족해지면 효과가 떨어진다. 바로 이럴 때 혈액 공급을 원활하게 해주는 약재를 이용하면 산소가 풍부한 조직이 생겨서 암세포가 방사선에 민감하게 반응하도록 도와준다.

방사선 치료 부작용 줄이는 한약재 많아

한방요법의 최대 특징은 병명에 따라 정해진 일정한 약물을 투여하는 것이 아니라 환자 개개인의 증상에 따라 치료법과 치료약물 구성이 달라지는 것이다.

동일한 질병을 가지고 있는 환자는 증상이 비슷하기 때문에 대표적인 약물이 비슷비슷하게 구성될 수는 있으나 처음부터 정해진 것은 없다. 기운이 모자라면 보기(補氣)시키는 약물이 우선적으로 선택되고, 어혈(瘀血)에 속하는 몸 상태라면 앞에서 언급한 활혈화어 약물들이 주로 처방될 것이다.

백이면 백, 모든 경우에 다 통용될 수 있는 비방은 없다. 현재 환자의 상태를 가장 잘 이해하고, 정확한 판단으로 그에 맞는 처방구성을 하는 것이 중요하다. 몸에 좋다고 모든 사람에게 좋은 약이 될 수는 없다. 체질과 현재의 정황에 따라 다른 사람에게는 보약이, 내게는 독약이 될 수 있다는 것을 명심해야 한다.

암 수술 후 한방요법은 빠른 회복 돕는다

아직까지는 종양을 수술할 때 전이 가능성을 우려해서 주위의 정상조직까지 광범위하게 절제하는 것이 보통이다. 특히 주위 임파절까지 제거하는 경우가 많아서 면역기능계의 약화가 초래된다. 임파절은 면역세포들이 모여있고 이동하는 통로이기 때문이다.

인체의 면역력도 종양 주위에 집중되어 있기 때문에 종양 주위의 임파절을 떼어내면 갑자기 자기 면역력은 약 70% 정도가 사라진다. 그런 이유로 수술 후 얼마 지나지 않아서 쉽게 다시 종양이 재발한다는 것이다.

그래서 미국이나 선진국에서는 임파절을 떼어내지 않고 종양덩어리만을 적출하는 수술법을 많이 시행하고 있다. 임파절 전이가 의심되면, 주위의 임파절뿐만 아니라 전신의 임파절에 이미 암세포가 퍼져 있을 확률이 높다는 판단 때문이다.

하지만 일본이나 한국에서는 아직도 주위의 임파절까지 제거하는 수술이 주류를 이루고 있다. 이런 수술법은 시간도 오래 걸리고 출혈량도 많아서 환자의 면역력과 체력을 많이 손상시킬 뿐 아니라 수술 후유증과 통증도 더 심하다. 그렇기 때문에 종양수술 후 환자가 얼마나 빨리 회복할 수 있느냐 하는 것이 중요하다. 이때 한방치료를 적절히 이용하면 보다 빨리 건강을 회복시키고 곧이어 진행될 화학치료나 방사선치료에 견딜 수 있는 체력을 길러주게 된다.

수술 후의 한방 치료는 건강회복에 도움 줘

특히 소화기 계통의 암 수술 후에는 식욕이 떨어지고 음식을 먹으면 바로 설사하거나, 변비가 생기는 증상이 빈번하다. 아직 장 기능이 회복되지 않아서 발생하는 문제인데 회복에 상당한 시간이 걸리며 회복되기까지 환자의 고통도 심하다.

이럴 때는 향부자, 사인, 백출, 인삼, 복령, 진피, 반하, 황기, 맥아, 산사, 계내금 등의 약물을 사용하면 소화기 기능을 빠르게 회복시킬 수 있다. 소화기 기능이 회복되면 환자의 체력도 자연히 회복된다.

또한 수술 후의 환자는 많은 경우 식은땀이 나거나, 장시간 수술

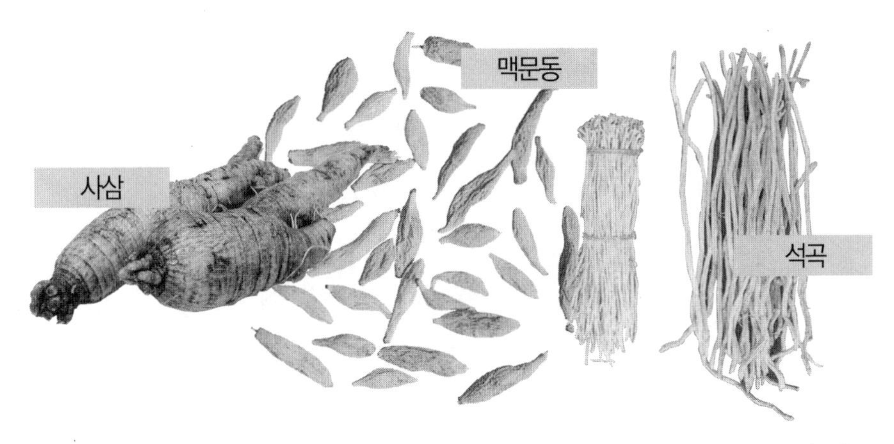

▲ 사삼이나 맥문동, 석곡 등의 한약재는 암 수술 후 인체의 진액을 생성시켜 회복을 빠르게 하는 효과가 뛰어나다.

로 인한 출혈이 많아서 기운이 없고 목이 많이 마르고 변비 등의 증상이 생긴다. 이는 모두가 기운이 부족하거나 인체 내의 진액이 부족해서 생기는 증상들이다.

식은땀의 경우에는 기운을 돋우는 약물과 폐기능을 좋게 하는 약물을 이용하면 효과적이고 사삼, 맥문동, 석곡, 옥죽, 죽여, 생지황, 현삼 등을 이용하게 되면 인체내의 진액을 생성시켜주는 작용을 하여 음양(陰陽)과 기혈(氣血)의 균형이 맞게 된다.

한약을 복용하면 암이 악화된다?

암에 관한 많은 속설 중에서 필자가 접하는 가장 흔한 것 중 하나가 "한약을 복용하면 간이 나빠진다."라는 것과 "한약을 복용하면 암이 더 악화된다."는 것이다.

결론적으로 말하자면 이는 잘못된 인식이다. 문제는 이런 이야기를 서양의학을 전공하는 의사들이 공공연하게 퍼뜨리고 있다는 점이다. 환자에게 있어서 의사의 말은 절대적이다. 특히 암과 같은 난치의 병을 가지고 있는 사람에게 주치의의 한마디는 가히 신의 말씀과도 같은 위력을 발휘한다.

문제는 이러한 태도가 과학적이지 못하다는 데 있다. 가장 객관적이고 과학적인 사고로 검증된 정보만을 환자에게 제공해야 하는 의사들이 극단적인 편견을 가지고 오만한 잣대를 사용하는 것은 환자에게는 매우 위험하고 공평하지 못한 일이다.

건강을 되찾는 기회를 놓칠 수 있을 뿐 아니라 비용이나 부작용의 고통 등을 모두 고려해 볼 때 이러한 피해범위는 더욱 심각하다. 환자들이 광범위하고 올바른 정보를 얻는 것이 무척 힘든 현재의 상황에서는 굉장히 공평하지 못한 결정권이 의사에게 일임되어 있는 꼴이다.

극단적인 편견과 오만은 환자를 두 번 죽인다!

요즈음은 태도가 좀 바뀌기는 했지만, 그런 이야기를 들을 때면 "그런 정보를 주는 병원이 어디냐?"고 웃으며 되묻는 경우가 많았다. 그렇다고 환자들이 "어느 병원 누가 그러더라." 하지는 않지만 "왜 그러시냐?"고 물으면 "어디서 근거한 말인지 자료를 얻고 싶어서 그런다."고 대답한다.

사실 한약을 복용하면 암이 더 악화된다는 객관적인 실험이나 증빙자료는 없다. 오히려 도움이 된다는 각국의 실험자료들은 얼마든지 구해서 보여줄 수 있다는 것이 필자의 입장이다.

오히려 그들이 암에 효과가 좋은 획기적인 방법을 가지고 있고, 한약은 그에 비해 효과가 많이 떨어진다면 굳이 그런 말을 하더라도 환자에게 믿음을 주는 과장쯤으로 볼 수도 있다. 하지만 "화학요법이나 방사선요법은 실패한 요법이 아니냐?"는 의견이 이미 제기되고 있을 정도로 연구 비용, 치료 비용, 환자의 고통에 비해 성과가 미미한 것이 엄연한 현실이다.

일부 암(백혈병, 고환암, 소아암, 임파종 등)을 제외하고 다발하는 고형암(위암, 간암, 자궁경부암, 유방암 등 덩어리가 만져지는 대부분의 암)은 30년 전이나 지금이나 5년 생존율이 변함 없음에도 불구하고 의사들은 아직 수술과 화학요법으로 이어지는 치료의 틀을 깨지 않고 있다. 왜일까?

필자는 가끔 이런 공상을 한다. '진정한 의학은 공산주의적인 사고방식이 있어야 발전하는 것이 아닐까?' 하는 생각이다. 같은 조건으로 같은 보수를 받고 치료에 임하는 환경이라면 굳이 '내 환자'라는 욕심이 생기지 않을 것 같다.

예를 들면 같은 병원에서도 척추 손상 환자를 두고 정형외과와 신경외과가 서로 자기네 환자라고 신경전을 펼치는 것이 우리나라의 병원실태이다.

그 이유는 실적이 우선시 되는 자본주의 풍조 때문이고, 실적이 좋으면 당연히 병원내 위상도 높아지고 개인 수입에도 영향을 미치기 때문이다.

외과의사들의 위상이 높은 것도 다 그런 이유이다. 같은 환자라도 내과환자보다 수술이 필요한 외과환자로 인해 병원수입의 규모가 몇 십, 몇 백 배 커진다. 암의 경우에도 외과적인 수술이 제일 먼저 고려되는 것은 이런 이유와 결코 무관하지 않을 것이라는 게 필자의 생각이다. 여기에는 자신이 하는 시술만이 환자를 살릴 수 있다고 생각하는 그릇되고 맹목적인 신념도 한몫 한다. 정말로 그들은 눈으로 보이지도 않는 암세포를 칼끝으로 쫓아다니며 없앨 수 있다고 믿는 것일까?

한 번은 혈액종양과에 입원해 있는 보호자가 필자를 찾아와서 화학치료만으로는 병을 이길 수 없을 것 같으니 한방치료를 같이 해달라고 한 적이 있었다. 기본적으로 혈액종양 과장의 동의를 구해야만 가능한 문제이기에 그 과장의 의견을 물었더니 역시 반대의견이다.

그 이유는 결론적으로 치유가 힘든 환자상태인데 한약까지 사용하면 환자의 경제적 부담이 크다는 것이다. 말기 암 환자를 한약이라고 회생시킬 수 있겠냐는 의문에 대해서는 필자도 별다른 이의가 없다.

하지만 가능성이 낮다고 시도도 안 해보는 태도는 분명히 문제가 있다. 치료는 암세포가 대상이 아니며 환자가 대상이다. 지금 고통스러운 부분을 해결하는 데 도움이 된다면 그것도 훌륭한 치료인 것이다. 그리고 비용을 언급한 것은 어불성설이다. 가능성이 희박한 말기 암 환자라면 어차피 화학요법도 확률은 거의 없다. 종양의 크기만이라도 조절해 보자는 시술이었을 것이고, 그 비용도 한방요법보다 많으면 많았지 결코 작지 않다. 더구나 말기 암 환자의 체력 같은 것은 고려하지 않은 시술이었을 것이다. 과연 환자를 위한

의사로서의 그의 판단은 옳은 것인가?

환자에게 진정 도움되는 길 찾아야!

이런 저런 문제를 다 떠나서 '객관적으로 지금 환자의 상태에 진정 도움이 되는 것은 무엇일까.' 라고 고민하는 태도가 조금이라도 있다면 지금 행해지고 있는 일률적인 치료형태에서 조금은 벗어날 수 있을텐데 하는 아쉬움이 남는다.

그렇다면 꼭 전통 서양의학적 범위에 들지 않는 의술이라도 관심을 갖게 될 것이고, 실제 그런 방법을 도입한 새로운 치료의 장도 시험할 수 있다. 또한 다른 나라에서 이미 그런 시각으로 접근해서 올려놓은 성과에 대해서도 긍정적으로 살펴볼 수 있는 마음이 생기지 않을까 싶다.

이렇게 될때 환자도 치료의 결정에 참여할 수 있는 아주 기본적인 권리를 찾게 될 것이다.

어느 방법으로도 치료효과가 미미한 암같은 경우라면 환자의 이런 권리는 다른 어떤 환자보다도 중요하다. 더욱이 이런 객관적인 입장을 견지하면 "한약을 복용하면 암이 더 퍼진다."는 어디에도 근거가 없는 미신적인 이야기가 더 이상 의사의 입에서 나오지 않게 되지 않을까 하는 희망도 가져본다.

하지만 암 치료 중에 무턱대고 보약을 투여하면 오히려 종양의 성장에 보탬이 될 수 있다는 생각은 필자도 가지고 있다. 꼭 한약이 아니더라도 체력을 보충한다고 자양강장 식품을 복용한 후 종양이 더욱 발전한 경우를 종종 접하기 때문이다.

환자의 원기를 보충하면서 암세포를 억제할 수 있는 약물구성이 필요한 것인데, 이때는 꼭 종양에 대한 전문가의 조언이나 처방이 필요하다.

또한 암환자는 여러 가지 약물을 한꺼번에 복용하는 경우가 많은데, 이렇게 무분별한 복용은 간을 악화시킬 확률이 높다. 아무리 한약이라도 순한 성분이 있고 강한 성분이 있게 마련이다. 강한 성분들은 장기 복용할 경우 인체의 장기에 부담이 되므로 주의해야 한다.

제4장

잘 걸리는 9대 암 한방으로 효과보자

암은 참으로 무서운 질병이지만
결코 극복할 수 없는 질병은 아니다.
특히 모든 의학체계가 서로 협력, 보완하는
전인 치료를 활용한다면 치료 효율을
월등히 높일 수 있을 것이다.
인체의 면역기능을 높여서 면역세포가
암세포를 공격하도록 유도하는 한방요법의
가치도 결코 소홀히 다룰 수 없다

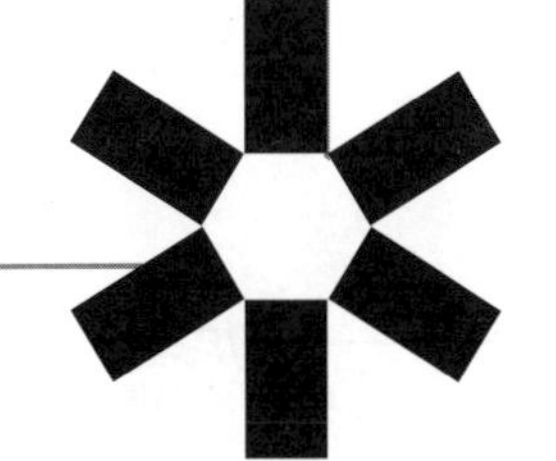

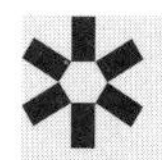

혈액 중에 백혈구가 많아지는 혈액암

백혈병

백혈병은 골수에서 생성되는 백혈구나 림프구가 통제없이 증식되어 혈액 중에 백혈구가 많아지는 혈액암이다. 이때의 백혈구는 정상적인 백혈구가 아니라 암세포화 된 백혈구로서 무한적으로 증식하는 병이다.

혈액 속의 백혈구가 증가하기 때문에 정상인보다 혈액의 색이 희게 보인다는 의미에서 백혈병이라는 병명이 생겨났다.

백혈병은 악성 백혈구의 증가가 두드러지는 골수성 백혈병과 림프구의 증가가 많은 림프성 백혈병 두 가지로 구분되며, 보통 급성과 만성으로 나누어진다.

골수 내에 암세포화 된 백혈구만 증가하고 정상적인 백혈구, 적혈구, 혈소판 등의 생산이 감소되므로 감염이 쉬워져 각종 증상들을 유발한다.

백혈병의 주요증상은 처음에는 빈혈, 코피, 잇몸출혈, 지혈이 잘 안 되는 등 출혈성 징후들이 나타나며 점차로 발열감, 오한, 피로, 비장종대, 간장종대, 림프절종대 등의 증상을 수반한다.

백혈병은 소아에서 노인까지 연령을 불문하고 나타나는데, 아직까지 정확한 원인은 규명되지 않았다. 백혈병은 주로 화학요법으로 치료하게 되는데 다른 암질환보다는 약물치료 효과가 양호한 편이다. 그러나 화학요법이 별다른 성과를 보이지 못하면 골수이식을 선택하게 된다.

한방약물 치료 효과 가장 좋게 나타나

화학요법이 일정한 성과를 거두는 것과 마찬가지로 한방약물로 치료효과가 가장 좋게 나타나는 암질환이 바로 백혈병이다. 한·양방 종합치료가 가장 많이 시행되는 암질환 중의 하나이며, 그로 인한 성과가 가장 많이 보고되는 것도 백혈병이다. 많은 임상보고에 의하면 한·양방 치료를 병행하는 치료가 단순 화학요법보다 효과면에서 월등히 우수하다는 것이 증명되었다.

북경 중의대 부속 동직문 병원 이영림 교수의 논문을 보면 급성 백혈병을 양방치료만 시행한 경우 효과가 나타난 사례가 61.2%인 반면, 양·한방 동시 치료를 시행한 환자들은 87.5%의 성과를 보

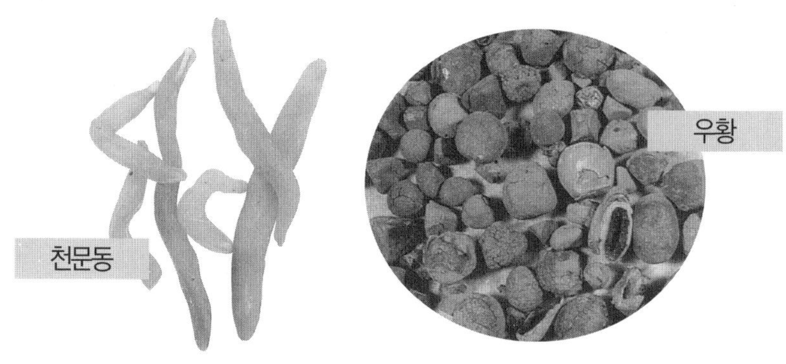

▲ 천문동, 우황 등의 약재는 백혈병 치료에 효과가 있는 약물로 알려져 있다.

였다고 한다.

종양 질환에서 20%가 넘는 효과 차이는 엄청난 결과이다. 단순 수치로 비교해도 백혈병 환자 100명당 25명이 넘는 환자들이 골수 이식 수술의 부담에서 벗어났다는 이야기가 된다.

급성 백혈병에서 이렇게 좋은 결과를 보인다면 만성 백혈병의 경우에는 더 나은 결과를 보일 것이다.

일단 한의학적 치료는 면역력을 증강시키고 양방요법의 부작용을 없애는 것이 중점이다.

백혈병 치료의 궁극적 목표는 삶의 질을 높이고 생명을 연장하며 말기암 통증(CANCER PAIN)을 예방, 억제, 감소시켜 학업이나 사회생활이 건강하게 이뤄지도록 하는 것이다. 또 환자의 면역력을 증강시켜 항암제(화학요법제), 골수이식 등 양방치료 시 부작용을 감소시키는 것이다.

한방요법은 이때 좋은 효과를 나타낸다. 주요 작용을 요약하면 다음과 같다.

▲백혈구, 혈소판, 헤모글로빈의 감소를 예방
▲전신무력, 오심, 구토, 설사, 식욕부진, 탈모, 통증 등의
화학치료 부작용 억제 및 감소
▲골수이식시 발생하는 GVHD(이식편대숙주반응) 억제 및 감소
▲대식세포의 기능향상
▲백혈병 세포의 증식을 억제시키는 환경을 조성
▲골수조혈의 기능향상

이런 측면에서 한의학적 치료는 전혀 부작용 없이 백혈병의 치료에 많은 도움을 줄 수 있다.

백혈병은 완치가 어려운 조혈계통의 악성질병으로 원인을 밝히지 못하고 있으며, 증상을 분석하면 한의학의 온독(瘟毒), 온사(瘟邪), 허로(虛勞), 혈증(血證) 등의 질병 범주에 속한다. 대체적으로 급성백혈병은 온독, 열로(熱勞), 혈증 등의 범주에 속하고, 만성백혈병은 빈혈, 허약, 간장, 비장 및 임파결절 종대 등의 증상에 근거하여 한의학적으로 허손, 나력 등의 병증에 속한다.

백혈병에 효과가 있다고 알려진 한방약물들은 우황, 천문동, 자초, 산두근, 웅황, 용담초, 용골, 황정, 당귀, 백화사설초, 하고초, 산자고 등이 있는데 여러 증상을 참조하여 적합한 약물구성을 찾는 것이 한의학의 기본이다.

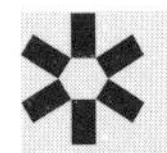

림프절에서 발생하는 악성종양

림프종

악성 림프종은 림프절에서 발생하는 악성종양으로 임상적으로 크게 호지킨씨 림프종과 비호지킨씨 림프종으로 구분한다. 백혈병과 같은 혈액암의 일종이지만, 이 암세포는 몸의 한 곳으로부터 림프세포를 만들어 나가면서 확장해 나가는 특징이 있다.

림프종이 잘 생기는 부위는 목, 겨드랑이, 서혜부, 허벅지 등인데 초기증상은 림프절이 붓는 것이다. 반면에 몸 속 깊은 곳의 림프절에 자리잡아 잘 드러나지 않는 경우도 있다.

악성 림프종은 방사선요법이나 화학요법이 주된 치료법이며 다른 암종에 비하여 화학요법 예후가 좋은 편에 속한다.

비호지킨씨 림프종의 경우 1기나 2기의 경우 방사선치료가 위주가 되고, 3기나 4기에 접어들면 화학요법을 주로 이용한다. 악성도에 따라서 3가지 저도, 중도, 고도 악성도로 구분할 수 있으며 중도 악성도를 가진 경우는 1기나 2기부터 화학요법을 시도한다.

호지킨씨 림프종은 비호지킨씨 림프종보다 예후가 더 양호하며 1, 2기의 경우 방사선 치료로 90% 정도 완해율을 보인다.

하지만 비호지킨씨 림프종의 경우 발견되었을 당시 이미 3, 4기인 경우가 보통이고 재발의 가능성도 높은 암종이다. 한 번 재발하면 계속해서 재발되는 골치 아픈 암종이기 때문에 화학요법이나 방사선 치료 후에 재발 억제를 위하여 면역기능을 증진시키는 한방약물과의 병용치료가 꼭 필요하다.

한방요법 활용하면 재발 억제에 효과 있어

중국 무한군인병원에서 호지킨씨 림프종 40명을 대상으로 화학요법과 방사선치료 후에 한방치료를 통하여 면역기능 향상 여부를 관찰한 결과, 한방치료를 한 환자군이 한방치료를 받지 않은 환자들보다 면역기능이 현저히 향상된 것으로 나타났다.

또한 중국 강소성종양병원에서 단순 양방 화학치료 및 방사선 치료군과 한·양방 병용 치료군으로 나누어 증상과 치료효과를 관찰한 결과, 전체적인 치료 유효율이 병용 치료군에서 향상되었음을 보여주었고(62%), 5년 생존율도 약 2배 정도 높게 나타났다고 보고하였다.

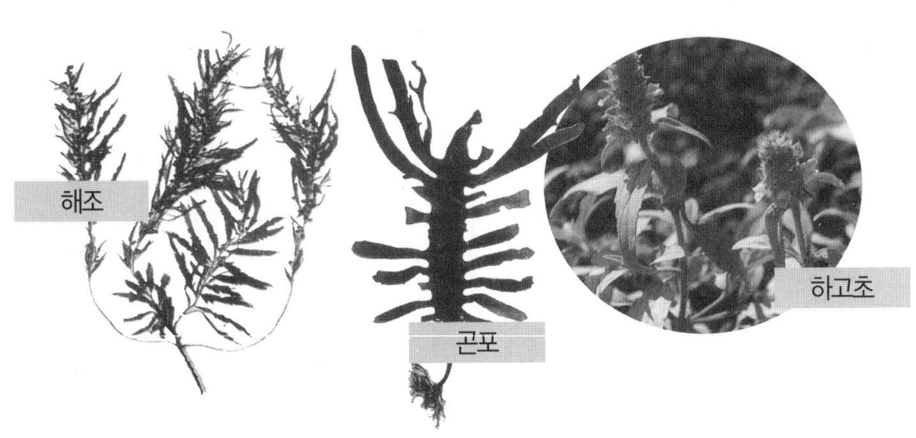

▲ 림프종 치료에 쓰이는 대표적인 약재는 해조, 곤포, 하고초 등이다.

특히 2년 생존율까지는 차이가 크지 않지만, 3년 이상이 되면 현저한 차이를 보여 병용치료를 하더라도 장기적인 치료가 효과를 보여주고 있음을 알 수 있다.

한 · 양방 병용하면 치료 효과 배가

한방적인 치료의 관점은 주로 기혈허(氣血虛), 기체혈어(氣滯血瘀), 열독(熱毒), 한담(寒痰)의 범위에서 치료를 하게 된다. 특히 방사선 치료 중에는 부작용으로 인한 열독(熱毒) 증세가 많이 보이므로 이에 관련된 사삼, 맥문동, 생지황, 연교, 금은화 등의 약물을 주로 이용하게 된다. 일반적으로 림프종에 상용되는 대표적인 약물들은 해조, 곤포, 하고초, 산자고, 백강잠, 패모 등이다.

식도에 만성적 자극이 주범

식도암 & 분문암

식도는 약 30~35cm 되는 구강에서 위까지 이어진 통로이고, 분문은 식도와 위가 연결되는 부분이다. 식도암은 한의학에서는 일격의 병증에 상응하는 병으로, 음식을 빨리 먹거나 뜨거운 음식이나 딱딱한 음식을 즐겨 먹거나 해서 식도에 만성적인 자극이나 오염물질 등을 원인으로 볼 수 있다. 기호식품이나 음식습관에 따른 지역성이 있으며 선진국형 암은 아니다. 연구결과에 따라 유전성이 보고되기도 하는데 아직까지는 논쟁의 여지가 많다.

보통 음식을 삼킬 때 이물감을 느끼게 되므로 조기에 발견될 수 있는 암이기도 하지만 암종의 형태에 따라 뚜렷한 증상이 없는 경우도 많아서 말기에서 발견되는 경우도 많다.

직경이 3cm 미만이면 조기에 속하고 8cm 이상이면 말기에 속하여 수술이 불가능하다고 판단한다.

직경 3cm 미만이면 조기, 8cm 이상이면 말기

보통 수술이 가능한 조기암의 경우 수술 후 5년 생존가능성은 70~80%에 달한다. 식도 중에서 상부에 발생한 암종은 방사선치료를 우선 고려해야 하며, 식도암은 보통 종양세포 분류상 인암(鱗癌)에 속하므로 방사선이나 화학요법에 민감하여 치료효과가 양호한 암이다.

상부에 위치한 암종에 방사선을 조사할 경우 구강부위도 방사선에 노출되므로 필연적으로 방사선 치료 후유증이 남게 되며, 제일 흔한 부작용은 침샘이 말라 구강건조증이 생기는 것이다. 그런데 이때 한방요법을 시행하면 구강건조증을 예방하고 치료하는 데 큰 도움이 된다.

식도 중간부위에 생긴 암종이라면 수술하기 제일 좋은 부위이고 하부일수록 수술 난이도가 높아진다. 분문에 생기는 암종은 보통 선암(腺癌) 종류이기 때문에 약물에도 민감하지 않고 방사선 치료도 효과가 떨어져서 예후가 보통 식도암보다는 나쁘다.

조기 발견되면 5년 생존율 87%

식도암의 화학치료도 조기암일 경우 5년 생존율이 87% 정도로

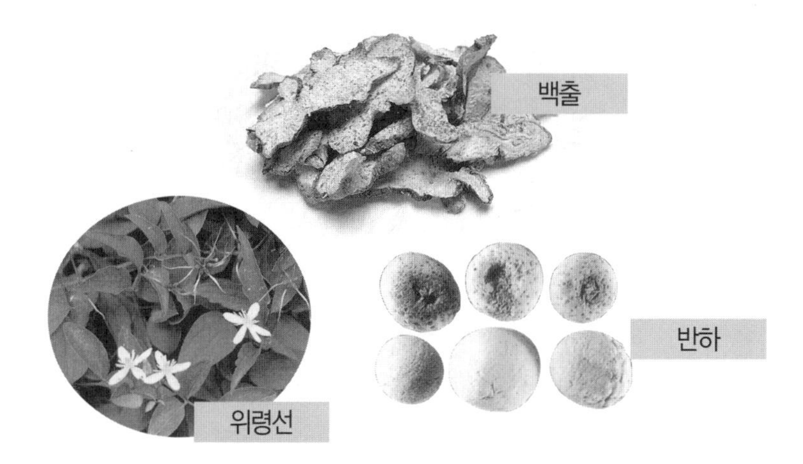

▲ 식도암에 효과적인 한방 약물로는 백출, 위령선, 반하 등이다.

보고되고 있어 성적이 좋은 편이다. 특히 분문암일 경우 방사선 치료보다는 화학요법이 우선 고려되는데, 앞에서도 언급했듯이 선암은 화학요법의 효과도 떨어지는 암종이기 때문에 높은 치료효과를 기대하기는 힘들며 고식적인 치료요법으로 사용되는 경우가 많다.

또한 대부분 PDP, 5-Fu 등 약효는 강하지만 부작용이 심한 화학약물을 사용하는 경우가 대부분이어서 그에 따른 면역기능 저하 등 부작용에 대한 대비를 고려해야 한다.

화학약물의 독성으로 항암치료를 계속할 수 없는 경우에도 한방치료를 통해서 부작용 증세를 개선하고 면역기능을 촉진시켜 종양억제기능을 키우는 결과를 얻을 수 있다.

식도암에 효과적인 한방약물들을 소개하면 백출, 위령선, 남성,

반하, 황약자, 산두근, 과루, 울금, 용규, 하고초, 백화사설초, 아출, 단삼, 토복령 등이 있으며, 증세에 따라 소화기능을 강화하는 약물을 배합 응용한다.

소화기암 중 가장 많이 발생되는 암종

위암

위암은 소화기암 중 제일 많이 발생되는 암종이다. 그러나 식생활이 점점 선진국형으로 바꾸어져 가고, 위생상태나 냉장고의 보편화로 음식물의 보관 상태가 양호해져서 신선한 야채나 과일, 우유를 충분한 섭취하는 등 생활수준의 향상과 더불어 점점 발생추이가 떨어지고 있는 암이다. 예전에는 우리나라에서도 발생률 1위의 암이었으나 지금은 폐암에 그 자리를 내주었다.

하지만 식생활로 인한 원인은 감소되었다고 하여도 음주나 흡연, 스트레스 또한 중요한 원인이 되므로 위암의 발병률은 항상 잠재되어 있다고 볼 수 있다.

위암은 상피세포의 변형인 선암(腺癌)이다. 그러므로 방사선치료는 별 효과가 없다. 특징적인 증상으로는 점점 체중이 감소되고, 빈혈이나 출혈 증상이 있으며(특히 흑변일 때는 반드시 진찰을 받아야 한다.) 규칙적이지 않은 소화장애와 위통을 동반한다.

조기에도 증상이 있는 암종이기 때문에 조기에 발견할 수 있고, 조기 발견만 된다면 1기에 수술할 경우 5년 생존율이 97%, 2기나 3기에 수술할 경우 5년 생존율이 52% 정도이다.

화학요법은 1기에는 필요하지 않으며, 2기 이상일 경우 수술 후 재발방지의 목적까지 포함하여 시행하게 된다. 하지만 2기일 경우에도 고분화암의 경우에는 굳이 화학요법이 필요하지 않다.

1기에 수술할 경우 5년 생존율 97%로 높아

조기에 발견되지 못하고, 위벽의 근육층 이상을 침범한 진행성 위암일 경우 대개 전이성이 강하여 완치가 힘들다. 이런 진행성 위암은 발견에서 사망까지 평균 생존기간이 1년 정도이다. 수술을 해도 5년 생존율이 31% 정도이다.

이때는 화학요법도 고식적인 효과로 생명연장만 기대할 수 있을 뿐이다. 이때의 5년 생존율은 37% 정도이고 한방요법과 병행하였을 경우에는 43~47% 정도라고 보고되고 있으며, 어떤 실험보고에 의하면 50%가 넘는 결과를 보인다.

한방과의 병행요법은 단순히 생존율을 향상시킨다는 이득 이외에도 다음과 같은 커다란 장점이 있다.

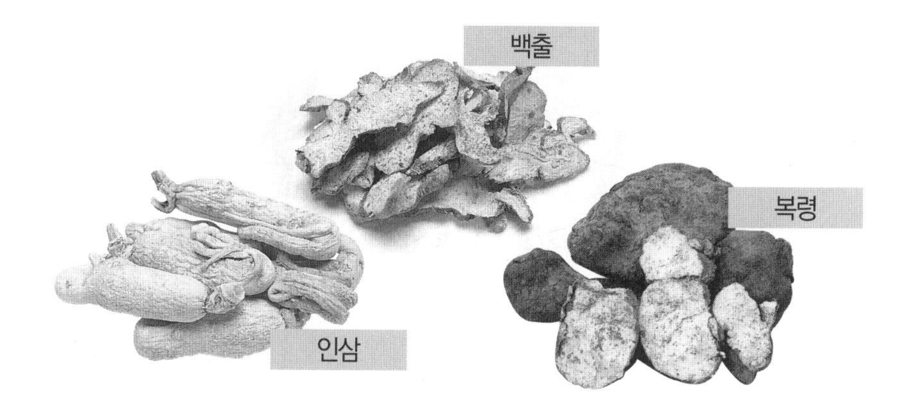

▲ 위암에 대한 한방치료의 기본은 비장기운을 바로 세우고 신장기능을 돕는 것이다. 인삼, 백출, 복령 등의 약재는 그러한 효능이 뛰어나다.

첫째, 화학요법의 부작용을 감소시킨다. 오심, 구토, 변비, 설사, 전신무력 등의 화학요법의 부작용을 많이 억제하고, 가장 큰 화학요법 부작용인 혈소판과 백혈구의 감소가 적게 나타난다.

둘째, 이러한 부작용의 감소를 통하여 화학요법을 중간에 포기하지 않고 끝까지 받을 수 있도록 해준다.

셋째, 면역기능을 향상시켜서 재발이나 전이를 억제하는 인체의 고유능력을 강하게 만들어준다.

한방요법과 병행 치료는 화학요법의 부작용 감소

여기서 화학요법의 효능에 대해서 냉정히 살펴보고 지나가도록 하자.

화학요법, 즉 항암제로 생존율이 많이 향상된 암으로는 급성백혈병, 악성림프종, 고환종양, 자궁융모상피종, 소아암 등이 있다. 그 다음 순위로 유방암 초기나 위에 소개한 암들의 재발에 효과를 나타낸다. 폐암 중 소세포 폐암의 경우 화학약물에 반응을 보이기도 한다. 하지만 나머지 발병률이 높은 위암, 간암, 폐암, 자궁암 등 고형암에 대해서는 항암제 효과를 기대하기 힘든 것이 현실이다.

그러면서도 그 부작용의 피해가 막심하니 암의 종류와 현재진행 상태, 그리고 환자의 체력이 신중히 고려된 후 치료계획을 세워야 하며, 이러한 치료계획에는 환자 본인도 꼭 참여해야 한다. 중요한 것은 꼭 한방요법이 아니더라도 부작용과 면역기능 저하에 대한 대책을 반드시 강구해야 한다.

인삼 · 백출 · 복령 등은 위암 치료에 효과

위암에 대한 한방치료의 기본은 건비익신(建脾益腎- 비장기운을 바로 세우고, 신장기운을 도와준다.) 개념이다. 인삼, 백출, 복령, 토사자, 여정자, 구기자, 보골지 등이 기본약재이다. 이런 약물들과 화학요법을 병용하면 골수조혈기능을 자극하여 백혈구, 혈소판이 떨어지는 것을 막아줄 수 있다.

수술 후에 회복을 촉진시키는 작용도 한약은 우수하다. 기운을 회복하고 출혈로 인한 손실을 만회하며, 소화기능을 회복시키고 수술부위를 빨리 아물게 한다. 또한 면역세포의 기능을 높여 수술 후에 암세포가 활성화되는 것을 억제한다. 인삼, 당귀, 하수오, 구기자 같은 약물들은 혈장단백질을 빠르게 생성하도록 돕는다.

화학요법 이후라면 화학약물의 부작용을 감소시키는 치료가 우선되어야 한다. 특히 위암의 중기, 말기에는 기존 화학요법만으로는 큰 효과를 기대하기 힘드므로 한방치료를 병행하면 생존기간 연장, 재발과 전이의 억제, 소화기 부작용 감소, 면역기능 향상을 도모할 수 있다.

B형 간염 보균자는 요주의!

간암

간암은 대체로 B형간염 보균자가 시간이 경과되어 간경화로 발전되고 그것이 간암으로 나타나는 경우가 많다. 약 80%의 간암환자에게서 간염보균이 확인되고 있다.

간암의 증상으로는 약 40%의 환자에게서 간 부위 통증이 있으며 간부종이 보인다.

그리고 소화장애, 복부창만감, 체중저하, 황달, 복수 등의 증상이 나타나며, 초기증상은 간염증상과 비슷하다. 간 문맥압이 높아져서 비장종대가 생기고 피하출혈 경향도 보인다.

하지만 간은 침묵의 장기라고 할 만큼 초기에 별다른 증상을 보이지 않는다. 그래서 위의 증상으로 간암이 진단되는 대부분의 경우 2기 이상 말기에서 발견된다. 이런 이유로 간암의 평균 생존기간은 고작 6개월 정도이다.

진행상황에 따른 증상을 살펴보면 간암 1기일 때에는 증상이 없고 혈액 검사상에 AFP라고 하는 반응이 양성으로 나타나며, 간기능이 항진되어 있는 것을 알 수 있다. AFP는 간경화나 간암일 경우에만 특이하게 나타나는 반응이므로 간암의 추이에 중요한 검사가 된다.

2기일 경우에는 소화장애, 피곤 등의 증상을 보이며 황달이나 복수는 없다. 아직 전이를 의심할 단계는 아니다. 3기 이상이 되면 황달, 복수 등 빨리 손을 써야 할 증상이 보이며, 대개 이때가 되어야 간암검사를 받게 된다. 또한 이미 전이를 의심해야 하고 전이가 있으면 증상의 경중에 상관없이 말기에 속하므로 이미 손을 쓰기에 늦은 경우가 허다하다.

형태에 따라 분류해 보면 단순형, 경화성, 염증성으로 나누어 볼 수 있는데, 단순형은 임상증상이나 간경화 반응도 없기 때문에 발견이 수월하지 않은 경향이 있으나 치료경과는 다른 경우보다 좋다.

경화성은 간경화 지표가 나오는 경우이고 간경화가 만성화되어 간암으로 발전된 경우가 흔하다. 염증성은 고열이 나는 등 병의 경과에 따라 증상을 보이며, 혈액생화학검사상 다른 경우보다 높은 수치의 차이를 보이는 경우이다. 제일 악성인 경우이지만 치료효과를 보이기 시작하면 급속도로 정상을 회복할 수 있는 가능성이 있다. 간암 2기인 경우 단순형은 평균 생존기간이 18개월, 경화형은 11개월, 염증형은 9개월이라고 한다.

색전술은 간암의 생존율 높이는 치료법

간암이 발생하면 일단 수술을 고려하게 되는데 3기 이상은 수술이 불가능하다. 단순형이면서 5cm이하의 간암이라면 5년 생존율은 63%에 이른다. 방사선치료는 동위원소를 간암 부위에 심어두는 치료 등을 시도하는데 방사선은 오히려 간경화를 유발시키는 부작용을 가지고 있다. 간암의 화학요법은 성적이 최악이다. 간암에 대한 전신화학요법의 유효율은 고작 10%정도이다. 이것은 10%의 환자가 낫는다는 뜻이 아니라, 암 덩어리가 10% 정도 줄어드는 것을 뜻한다는 걸 환자들은 반드시 유념해야 한다.

따라서 간암에 대한 전신화학요법은 생존연장 효과가 거의 없다. 오히려 부작용으로 인한 고통과 생존기간이 단축될 수 있는 위험성을 생각한다면 간암의 경우 화학요법은 말리고 싶은 것이 필자의 생각이다.

간암의 생존기간을 조금 늘려보고자 많이 시행하는 치료방법 중에서 색전술이 있다. 간암세포들은 90%가 동맥 주위에 분포하므로 동맥을 차단하여 암세포에 영양공급을 막는 것과 동시에 그 부위에만 화학약물을 주입하는 치료이다. 그나마 암세포의 종류가 미만성,

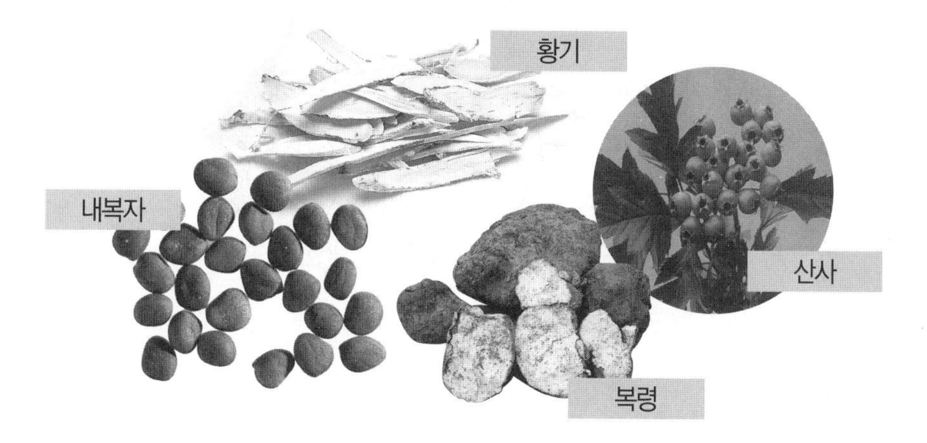

▲ 간암의 치료에 주로 이용하는 한약으로는 황기, 복령, 내복자, 산사 등이다.

결절성일 경우는 효과가 미미하다.

그 밖에 알콜을 주입하여 암세포를 직접 공격하는 방법, 암세포가 열에 약하다는 점을 이용하여 체온을 43도까지 끌어올리는 고온치료법 등을 이용해 볼 수 있다. 특히 고온치료법은 1년 생존율을 약 30% 높이는 효과가 있다고 한다. 여건이 허락한다면 간이식을 하는 방법도 시행된다.

황기 · 복령 · 내복자 등의 약물 이용하면 간암 치료에 효과

간암의 경우 오히려 한방 단독치료만으로도 양방치료보다 좋은 성과를 얻었다는 보고가 많이 있다. 대표적으로 건비익기(建脾益氣 : 비장기운을 바로 세우고, 기운을 보충시킨다.), 활혈연견(活

血軟堅 : 어혈을 없애고, 단단한 것을 부드럽게 풀어준다.) 약물로 구성된 처방을 이용하여 2년 생존율을 60%까지 끌어올렸다는 결과가 있다.

간암에 주로 이용하는 한약으로는 건비(建脾)시키는 황기 · 복령, 행기(行氣)시키는 내복자 · 산사, 연견화어(軟堅化瘀)시키는 별갑 · 도인 · 삼칠근 · 백장잠, 해독(解毒)시키는 노봉방 같은 약재가 있다.

복수가 심할 때는 오령산과 삼령백출산을 이용한 약물구성에 이뇨작용이 있는 약물을 첨가하여 이용한다.

조기에 발견하면 완치가 가능한 질병

유선암

보통 유방암으로 알고 있는 유선암은 여성호르몬과 관련이 깊으며 동물성 지방의 과다섭취로 인한 비만과도 밀접한 관계가 있다. 그 밖에도 초경이 빠르고, 폐경이 늦은 여성이나 임신, 출산의 경험이 적거나 독신인 여성, 피임약을 많이 복용한 경우, 출산 후 모유수유기간이 짧은 여성, 가족력이 있는 경우 등이 유방암에 걸리기 쉽다.

유방암은 여성암 중에서 세 번째로 발병률이 높지만 자가진단이 가능하고 조기에 발견된다면 완치가 가능한 질병이다.

유방에 단단한 멍울이 만져지거나, 비대칭으로 모양이 변한 경우, 유두에서 분비물이 나오는 경우 가슴의 피부가 거칠어지고 울퉁불

퉁하게 느껴지는 경우나 겨드랑이 안쪽 림프선 부근에 멍울이 만져지거나 유방통이 있을 경우 일단 병원에서 진찰을 받아보아야 한다.

호르몬과 관계가 깊다는 말은 스트레스와 연관도 깊다는 것을 의미한다. 유방암 진단을 받은 사람들을 설문 조사한 결과 최근 6개월 전후에 심한 스트레스에 시달린 경우가 약 40%에 이르렀다고 한다.

치료는 일단 수술이 고려되는데 이전에는 유방의 완전절제와 더불어 겨드랑이 임파절을 될 수 있는 한 많이 절제하는 것이 보통이었다. 그러나 이런 수술법은 후유증만 심하고 환자의 고통만 가중시킬 뿐 생명연장이나 완치에 별다른 이득이 없다는 것이 밝혀져 현재 선진국에서는 수술 이전에 방사선이나 화학요법을 이용하여 암종을 줄인 다음 부분수술을 하는 것이 일반적이다.

수술 이후에는 내분비치료(호르몬요법)와 화학요법을 선택해서 진행하는데, 다른 암종과는 달리 내분비계통의 신약이 계속 나오고 있고 기존 약품의 용법도 새로워지고 있어서 희망적이다.

조기 발견되면 완치가 가능하다

유방암도 암종의 성질에 따라서 예후에 차이가 많이 난다. 일반적인 경우 1㎝ 미만의 유방암은 화학치료를 필요로 하지 않으나, 침윤성(浸潤性)인 경우는 1㎝ 전후만 되어도 화학요법을 시행한다.

화학치료를 진행할 경우 한방치료를 병행하는 것이 면역기능 억

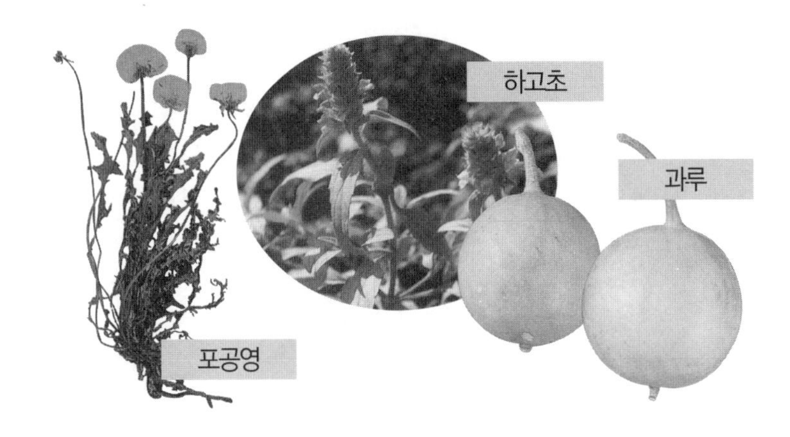

▲ 유방암 치료에 효과적인 한약재로는 포공영, 산자고, 하고초, 과루 등이다.

제를 막고, 부작용을 감소시키는 데 유리하다. 통계에 의하면 수술, 화학요법, 방사선치료 등 양방치료만 한 경우 5년 생존율은 유방암 1기인 경우 85~90%, 2기인 경우 60~70%, 3기인 경우는 40%라고 되어 있으나 한방치료를 겸하게 되면 5년 생존율이 1기인 경우 95.3%, 2기인 경우 84.1%, 3기인 경우에는 66.7%로 조사되었다.

한방요법으로 면역치료를 하면 NK세포(자연살해세포)의 기능을 향상시켜서 잔여 암세포를 억제하는 효과를 보인다.

유방암 치료에 화학요법과 병용하는 한방약물은 황기, 인삼, 당귀, 계혈등, 삼칠근, 구기자, 백출, 하수오, 사인, 죽여 같은 약물을 사용한다.

그 밖에 유방암에 효과적인 한약재로는 포공영, 산자고, 하고초, 천산갑, 과루, 조각자, 섬수, 천규자, 오배자, 노봉방, 지별충, 백화사설초, 백강잠, 반지련, 사매 등이 있다.

비정상적인 출혈은 병을 알리는 적신호!

자궁경부암

흔히 자궁암이라고 지칭되는 암으로 질부와 자궁경부의 상피에서부터 발생하는 암으로 여성암 중 발생빈도가 가장 높고, 호발연령은 40~50대의 여성이다.

자궁암 역시 폐경 전후에 가장 많이 발생하므로 호르몬 분비와 밀접한 관계가 있다고 추측되어진다. 또한 자궁경부암은 성생활과 관계가 깊어서 다산이나 인공중절, 성경험이 많은 여성에게 많이 발생하고, 세균감염으로 인하여 암으로 발전하는 경우도 있으니 주의해야 한다.

자궁암의 적신호는 출혈이다. 월경이 아닌 때 출혈이 있거나, 성교 후나 운동 후에 출혈이 있고 냄새나는 질 분비물이 증가하면 빨리 진찰을 받아보아야 한다.

자궁암의 적신호는 '출혈'

자궁암은 합병증이 없는 한 일단 수술을 고려하고 여의치 못할 경우 방사선치료를 하게 되는데 방사선치료가 비교적 잘 듣는 암이다. 자궁경부암은 진행도 비교적 느린 편이므로 조기 발견하면 완치율이 높으며 예후도 좋은 편이다.

화학요법을 할 경우 대부분의 약물들이 골수를 억제하여 백혈구, 적혈구, 헤모글로빈이 감소되며 특히 백혈구와 혈소판의 감소가 뚜렷하게 보이는데 이럴 경우 한방 약물치료를 병행해야 한다.

특히 자궁경부암에 많이 쓰이는 화학약품은 위장계통의 부작용을 일으키는 경우가 많으므로 이런 경우에도 한방치료가 필요하다.

방사선치료의 경우에는 조사량과 횟수에 신중을 기해야 한다. 화학약물과 달리 방사선은 시간이 지난 후에도 몸에 계속적인 영향을 미치므로 적은 조사량이라도 횟수가 기준치를 넘으면 부작용을 나타내게 되며, 시간이 지난 후 지속적으로 후유증을 보인다. 특히 그 후유증도 화학요법의 후유증보다 굉장히 심하고 치료도 어려우므로 전체적인 조사량에 신경을 써야 한다.

보통 암세포를 조금 더 많이 공격하고자 하는 욕심으로 정해진 기준치보다 많은 방사선을 조사하여 장이 협착, 천공되거나 방광이나 항문계통을 망가뜨리는 우를 범하게 되는데 이것은 곧 생명으로

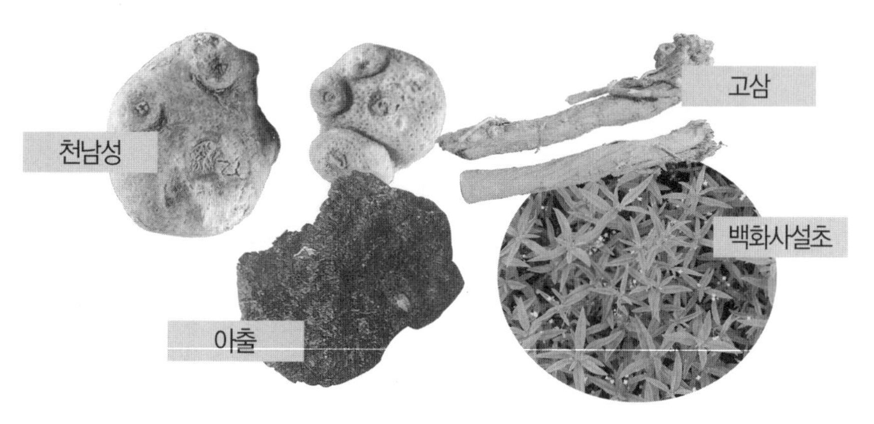

▲ 자궁경부암 치료에 효과적인 한약재로는 천남성, 아출, 백화사설초, 고삼, 마치현 등을 들 수 있다.

연결되므로 경계 또 경계해야 한다.

방사선치료를 할 때 효과를 상승시키기 위해서는 한약 중에서 활혈화어(活血化瘀: 혈액순환을 촉진하고 어혈을 제거하는 것)시키는 약물을 사용하면 좋다. 종양이 방사선에 대해서 민감성이 떨어지는 이유는 종양 안쪽에 자리잡은 저산소세포 때문이다. 활혈화어 약물들은 혈액순환 장애를 개선하여 산소공급을 원활하게 하기 때문에 세포의 방사선 민감도를 증강시켜서 치료효과를 높인다.

또한 재발, 전이로 인하여 양방치료가 불가능한 경우에는 한방 단독치료만으로도 어느 정도 효과를 볼 수 있다.

자궁경부암에 효과적인 한약재를 소개하면 천남성, 아출, 백화사설초, 고삼, 백영, 마치현, 토복령, 산두근, 비파엽, 자초, 천초, 한련초, 여정자 등이다.

대변출혈 보이면 일단 의심을!

대장암 & 직장암

현대의 식생활이 서구화되면서 위암의 발생빈도는 낮아지고 대신 대장암의 발생빈도가 급속도로 증가하고 있다.

대장암과 직장암은 육식을 주로 하는 서양인에게서 발생빈도가 높다. 연령으로는 중・장년기에 주로 발생한다. 육식과 더불어 식이섬유 부족, 담즙의 생성과 배설 과정에서의 이상 등으로 발병한다고 보고되고 있다. 운동부족이나 스트레스, 음주 등으로 과민성 대장증상이 만성화되어 대장암으로 이어질 수도 있다.

가장 대표적인 증상은 대변출혈이다. 출혈이 보이면 반드시 정밀검사를 받아 조기에 발견해야 한다. 그 다음으로는 하복부 통증, 변비, 소화불량, 체중감소, 식욕저하, 설사 등의 증세가 보인다.

대장암과 직장암은 조기발견이 쉽지 않다. 일정크기가 될 때까지 생활에 지장을 줄만큼 증세가 심하지 않기 때문이다.

일단 수술을 고려해야 하고, 항문에서 7㎝ 이상 거리가 있으면 항문을 살릴 수 있지만 그렇지 못하면 인공항문을 이용하는 불편을 감수해야 한다. 화학요법은 5-fu라는 약물이 기본이 되고, 면역치료도 시행하는데 대장암에는 면역치료가 그리 큰 효과를 나타내지 못하는 것으로 알려져 있다.

국부 암조직을 없애거나 축소시킬 목적으로 방사선요법도 사용되나 기대만큼의 효과를 끌어내지 못하는 경우가 많으며 방사선 방광염이나 항문유착 등의 부작용이 심하여 방사선 한계량을 지키는 것이 매우 중요하다.

대장 출혈 보이면 반드시 정밀검사 받아야

대장암은 수술 후의 다른 소화기계 암과 비교해 보면 예후는 좋은 편이다. 5년 생존율도 평균 45%에 이른다고 하며, 조기발견의 경우 수술로도 완치가 가능하다.

문제는 조기발견이 쉽지 않다는 것이다. 그래서 대장암이나 직장암은 진단 당시 이미 중기나 말기에 접어든 경우가 많고, 수술 후에 절반 이상의 경우가 5년내 재발되거나 전이된다. 재발과 전이를 막아보려고 시도하는 화학요법이나 방사선요법으로는 아직까지 연장기간이 기대보다는 짧다.

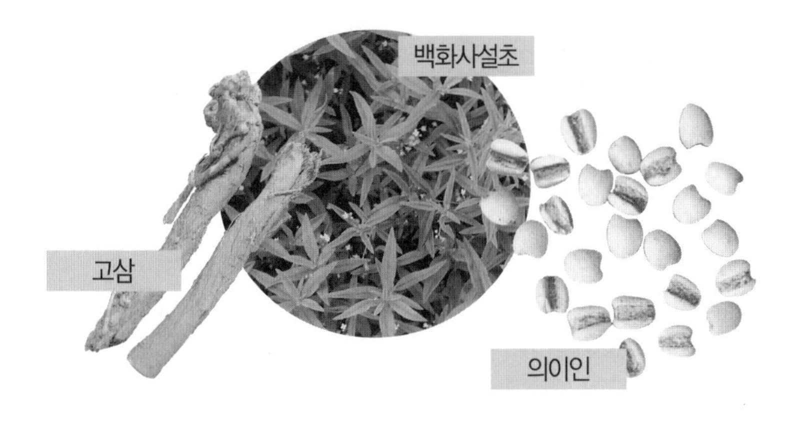

▲ 대장암과 직장암에 효과적인 한방 약물은 고삼, 백화사설초, 의이인, 백두옹 등을 들 수 있다.

위암과 마찬가지로 대장암에 효과적인 항암제는 아직 없다. 대장암이 폐로 많이 전이된다는 통계는 눈여겨 볼 대목이다.

대장암의 치료와 재발, 전이를 방지하는 새로운 대안으로 한방치료와 병행을 시도하는 것이 필요하다. 면역기능 향상을 통하여 화학요법, 방사선요법을 잘 받을 수 있도록 도와주기 때문에 부작용을 감소시키면서 치료효과를 증진시키고, 생존기간을 연장시키는 효능을 기대할 수 있다.

대장암과 직장암에 효과적인 한방 항암약물은 고삼, 백화사설초, 등리근, 의이인, 지유, 백두옹, 백출, 가자, 노봉방, 마치현 등이 있다.

암 발생률 1위의 선진국형 암

폐암

구미 각국에서 암 발병률 1위는 폐암이다. 우리나라에서도 점점 발생빈도가 높아져서 이제는 위암을 제치고 폐암이 암 발생률 1위가 되어가고 있다. 선진국형 암인 셈이다.

이는 공기오염과 음식과의 관계가 밀접하다는 것을 의미하며, 어느 정도 유전성이 있다는 주장도 있지만 제일 문제가 되는 것은 역시 흡연이다.

담배에는 50여 종의 발암물질이 있다고 알려져 있으며 담배를 피운 사람과 안 피운 사람은 10년의 차이를 두고 보았을 때 폐암 발병률이 보통 10배 이상 차이가 난다고 한다. 또한 폐암은 정신적 스트레스, 운동부족으로 인한 심폐기능 저하, 음주, 잘못된 식사습관이 주된 원인이다.

담배 피우면 폐암 발생률 10배 증가

계속되는 마른기침, 객혈, 호흡곤란, 흉통 등이 주된 증상이며 타액검사나 기관지내시경을 통하여 진단한다. 폐암은 폐의 말초부터 발생하는 것과 기관지 중심부로부터 발생하는 두 가지 타입이 있는데 말초형이 선암이고 중심형이 인암이다.

또한 세포의 분화도에 따라서 소세포암과 비소세포암으로도 나뉘는데, 선암이고 비소세포암인 경우 호흡기 증상이 나타나지 않는 경우가 많고, 화학요법에도 반응이 적어 난치이지만 암세포의 전이나 진행은 느리기 때문에 덜 치명적이다.

반대로 편평상피암(인암)은 심장에 가까운 중앙에 위치하여 병의 발생부위가 치명적이라서 수술이나 방사선 등 치료가 쉽지 않은 어려움이 있다. 다행히 전이는 적은 편이며 흡연과 밀접한 관계가 있다고 알려진 암이다. 그리고 소세포암은 전이와 진행이 빠른 악성암이며 예후가 나쁘다.

하지만 소세포암의 경우 화학요법과 방사선요법에 반응도는 민감한 편이다. 소세포암은 미분화형의 암으로 미분화율이 높을수록 악성도가 높아지는 것이다. 그리고 악성도가 높은 암일수록 암세포활동이 활발하기 때문에 화학약물이나 방사선에 민감한 반응을 보이는 것이다.

폐암은 보통 다른 암에 비하여 진행이 빠르고 효과적인 약물도 없는 편이다. 또 조기발견의 확률도 낮아서 발병 후 6개월 내외의 판정을 받는 일이 흔하다. 약 80%가 진단시 이미 말기판정을 받는다고 한다.

폐암에 화학요법을 쓰는 것은 단기적인 효과를 기대하는 것이지 암세포를 완전히 없애지는 못한다. 화학요법이 몇십 년 동안 진보를 해 왔어도 환자의 5년 생존율은 그때나 지금이나 변함이 없다는 것이 그 증거이다.

그에 반해서 화학약물로 인한 신장장애, 골수억제, 신기능 부전, 오심구토, 출혈성방광염, 탈모, 감각장애, 장폐색증, 설사, 오한발열 등의 부작용만 심각할 뿐이다.

산두근, 자초, 남성 등은 폐암 치료에 효과 있어

한방치료를 기존의 양방치료에 병행하면 생존기간을 평균 10개월 정도(양방치료만 받았을 때의 2배 수준) 늘려줄 수 있다는 결과가 보고되고 있어서 고무적이다.

이는 한방약물이 암세포에 작용하였다기보다는 양방치료 과정에서 나타나는 부작용과 면역기능 저하를 개선시켰기 때문으로 생각된다.

어쨌든 양방치료를 받을 수밖에 없다면 부작용을 최소화시키는 방법을 강구해야 한다. 그렇지 않을 경우 고통만 가중되고 생의 시

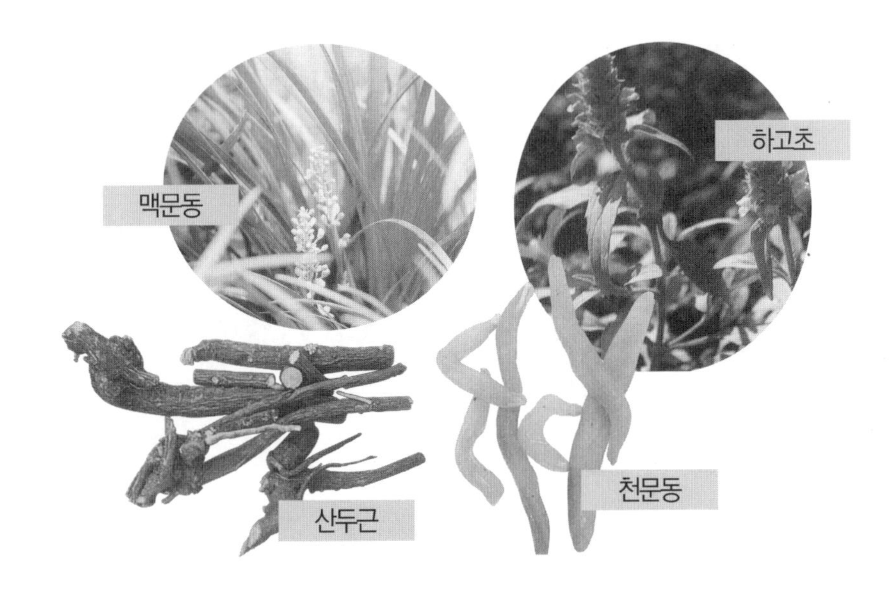

▲ 폐암 치료에 활용되고 있는 한약재로는 산두근, 천문동, 맥문동, 하고초 등이다.

간만 단축시키는 결과를 초래할 수도 있다. 그리고 그 전에 환자의 상태를 면밀히 살피고 심사숙고하여 확률이 적다고 판단되면 독한 약물치료는 과감하게 사용하지 않는 것이 환자에게 오히려 도움이 된다는 것을 명심해야 한다.

한 번 치료나 받아보자고 감정적으로 결정을 하다보면 오히려 뒤늦게 후회되는 경우가 비일비재하다. 중국에서의 비교 실험결과에 의하면 한방 단독치료의 1년 생존율이 화학치료를 받은 환자들보다 높게 나타났다고 한다.

폐암에 이용되는 약재는 보통 다음과 같다.

산두근, 자초, 남성, 천문동, 맥문동, 하고초, 용규, 사매, 백영, 백화사설초, 선학초, 사삼, 과루, 패모, 반지련, 정력자, 백강잠, 의이인 등을 주로 활용한다. ♣

참고문헌

1. 동의보감
2. 실용중의내과학
3. 서울대학교 의과대학 면역학
4. 중서의임상 종류학
5. 임상종류종합치료대전
6. 중약대사전
7. 임상본초학
8. 약용식물학
9. 암과 싸우지 마라.
10. 가까운 사람이 암에 걸렸을 때
11. 조종관 박사의 플러스 암 치료법
12. 병리학
13. 내과진단학
14. 암 동서의결합치료
15. 종류병증치정요
16. 삼단계 암치료법
17. 암 영양요법
18. 중의종류학
19. 면역의 의미론
20. 체질을 알면 건강이 보인다.
21. 암 예방의 길
22. 동의수세보원
23. 황제내경
24. 상한론
25. 금궤요략
26. 종류임증각요
27. 동의사상요결

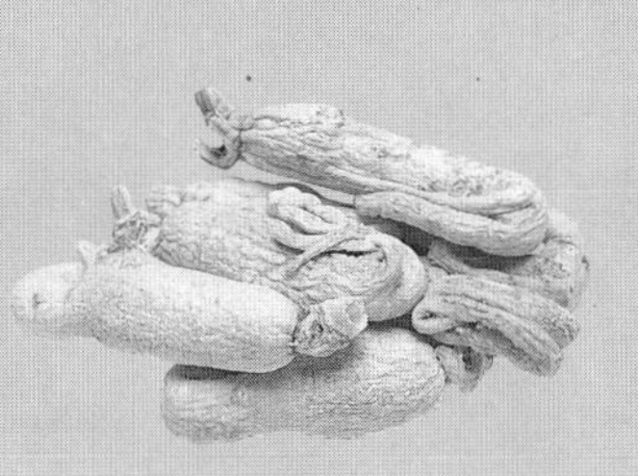

건강다이제스트가 펴낸 건강 필독서

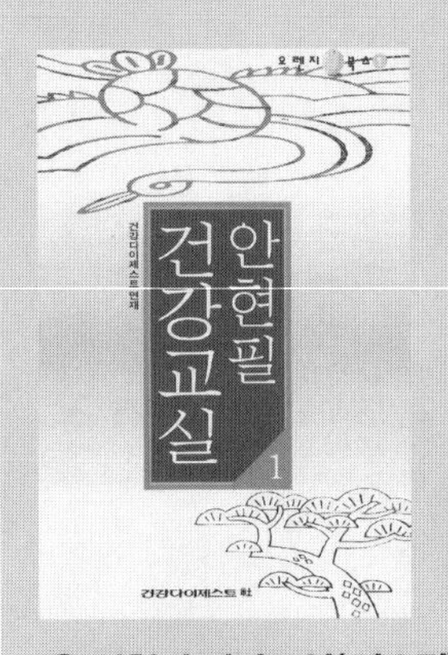

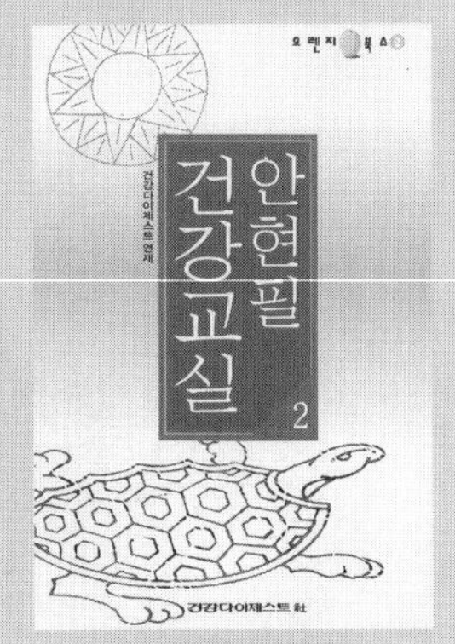

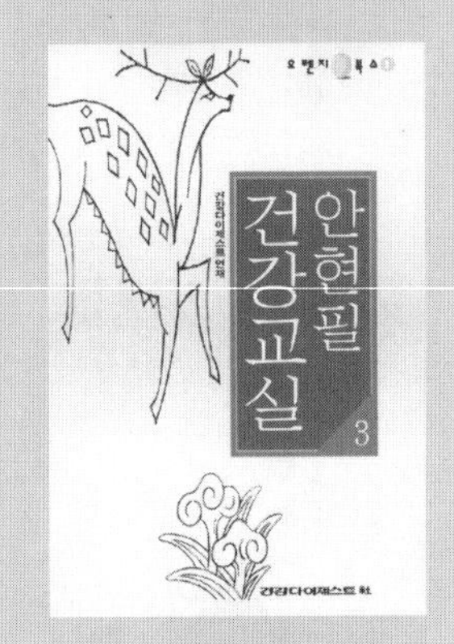

① 안현필 건강교실(전 3권)
안현필 저/각7,000원

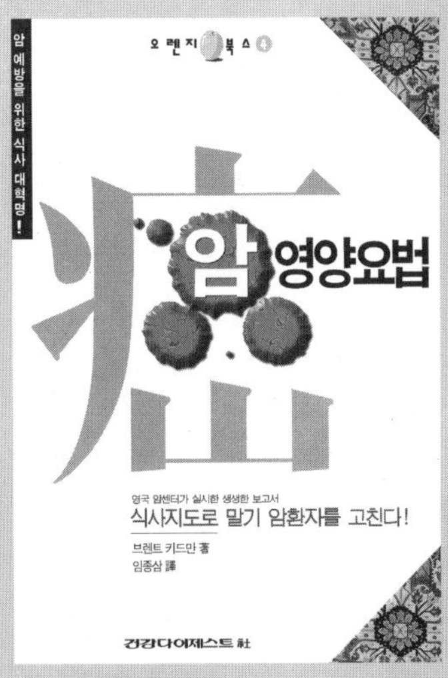

④ 암 영양요법
브렌트 키드만 저/7,000원

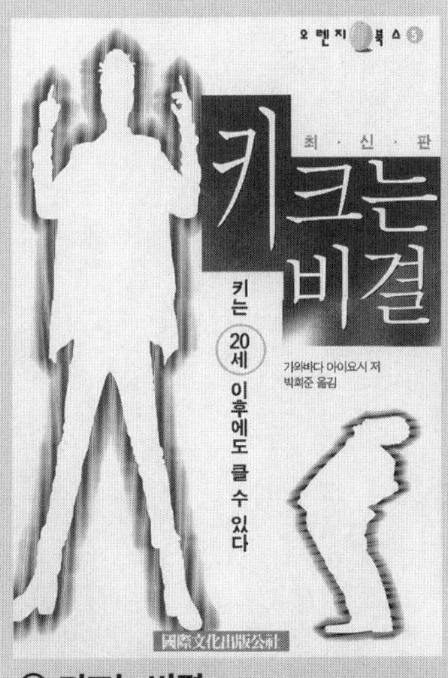

⑤ 키크는 비결
가와바다 아이요시 저/7,000원

문의: 건강다이제스트 판매사업부 **(02)702-6333** 홈페이지 : **www.kunkang.co.kr**

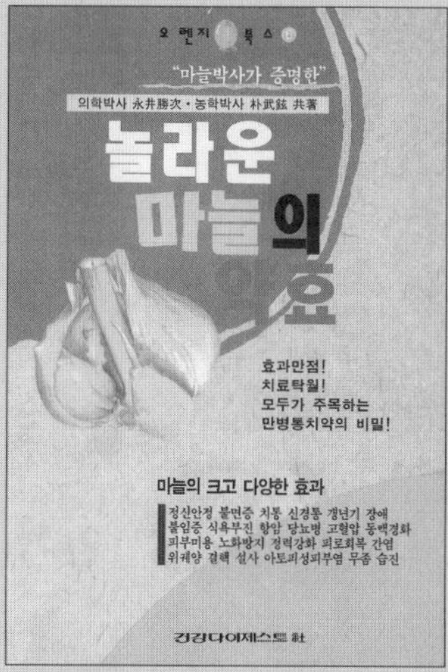

⑥ 놀라운 마늘의 약효
박무현 저/7,000원

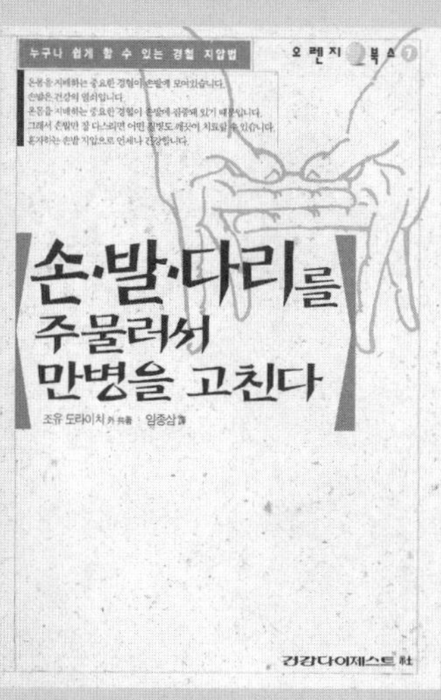

⑦ 손 · 발 · 다리를 주물러서 만병을 고친다
조유 도라이치 외 공저/7,000원

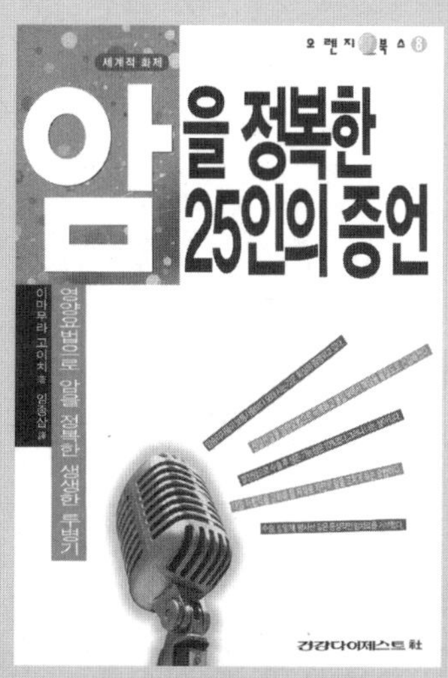

⑧ 암을 정복한 25인의 증언
이마무라 고이치 저/7,000원

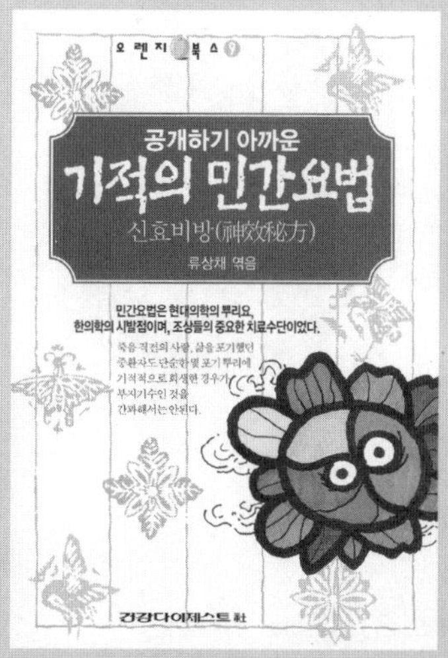

⑨ 기적의 민간요법
류상채 엮음/10,000원

건강다이제스트가 펴낸 건강 필독서

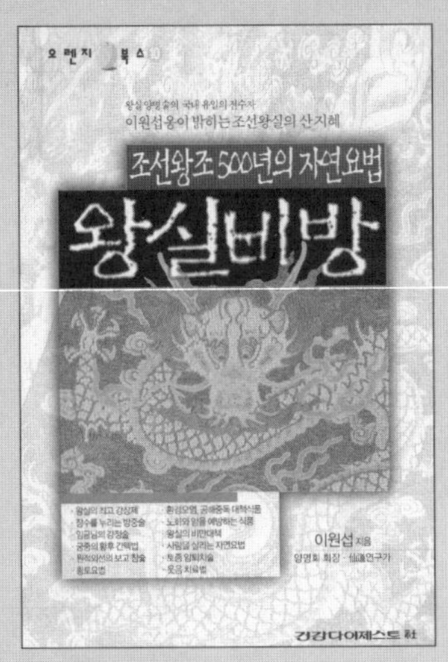

⑩ 왕실비방
이원섭 저/8,000원

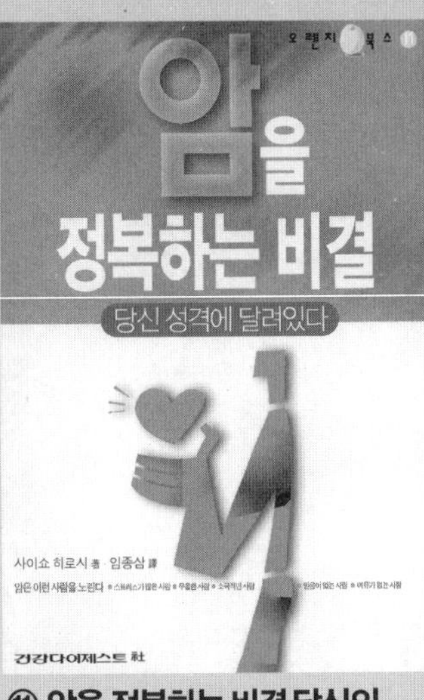

⑪ 암을 정복하는 비결 당신의 성격에 달려있다
사이쇼 히로시 저/7,000

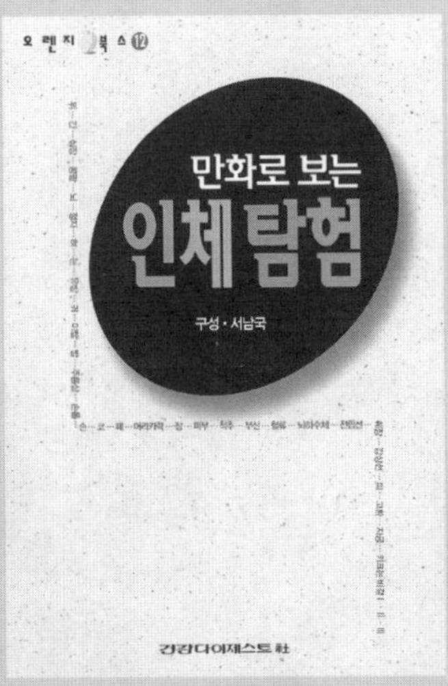

⑫ 만화로 보는 인체탐험
서남국 구성/7,000원

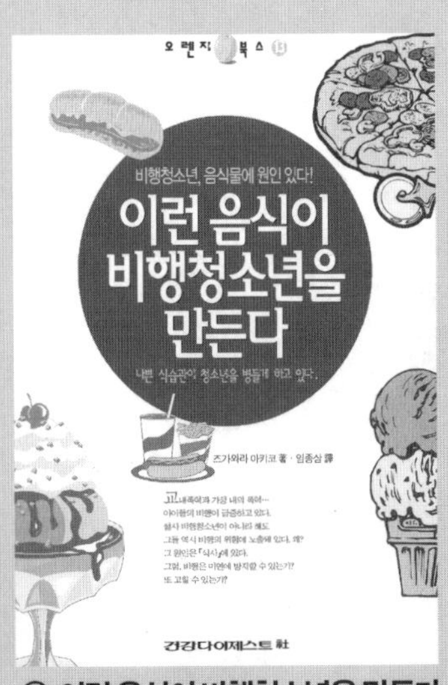

⑬ 이런 음식이 비행청소년을 만든다
즈가와라 아키코 저/7,000원

문의: 건강다이제스트 판매사업부 (02)702-6333 홈페이지 : www.kunkang.co.kr

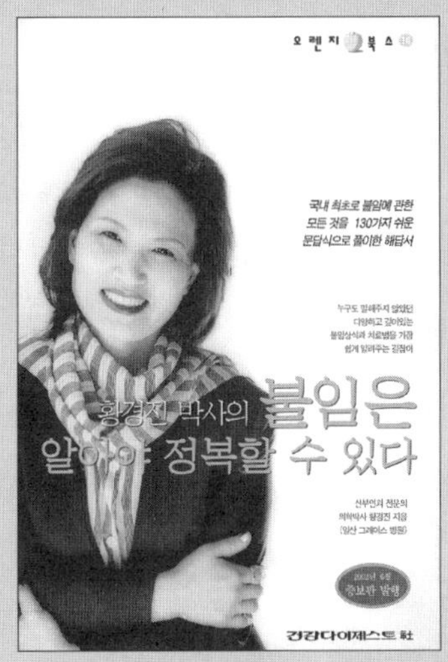

⑭ 불임은 알아야 정복할 수 있다
황경진 저/9,000원

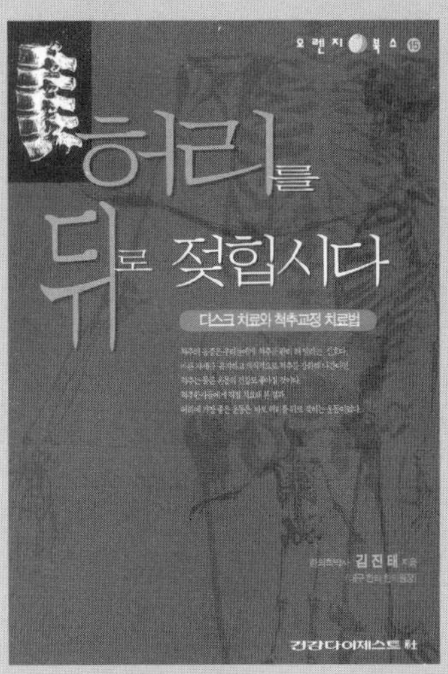

⑮ 허리를 뒤로 젖힙시다
김진태 저/7,000원

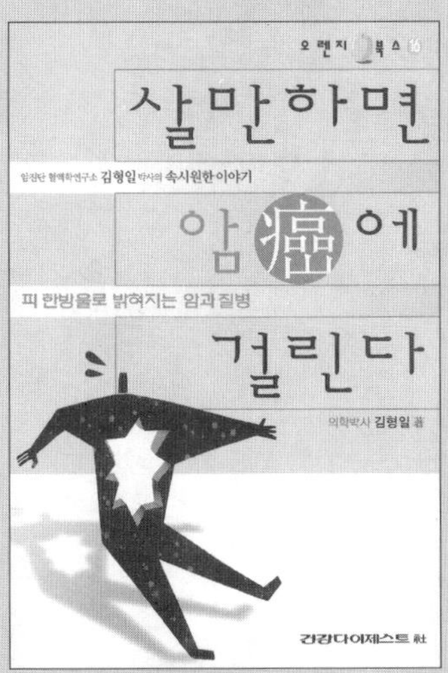

⑯ 살만하면 암(癌)에 걸린다
김형일 저/9,000원

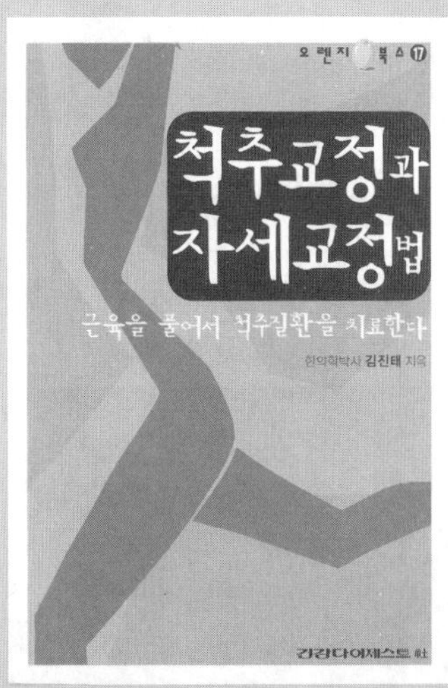

⑰ 척추교정과 자세교정법
김진태 저/8,000원

건강다이제스트가 펴낸 건강 필독서

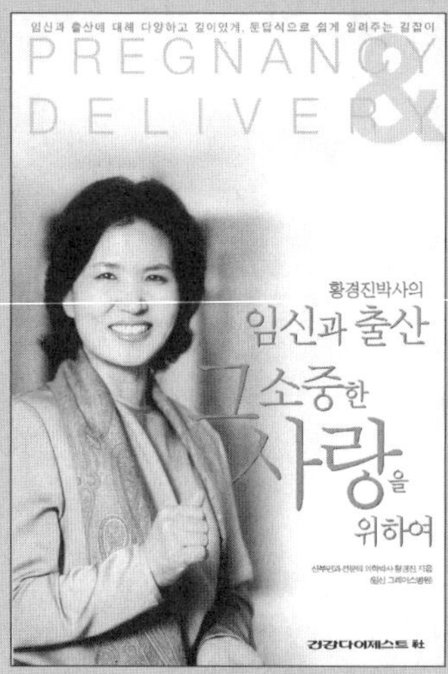

⑱ 임신과 출산 그 소중한 사랑을 위하여
황경진 저/
10,000원

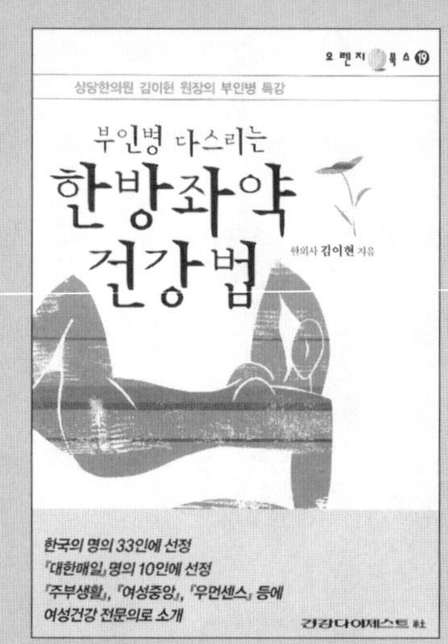

⑲ 한방좌약 건강법
김이현 저/9,000원

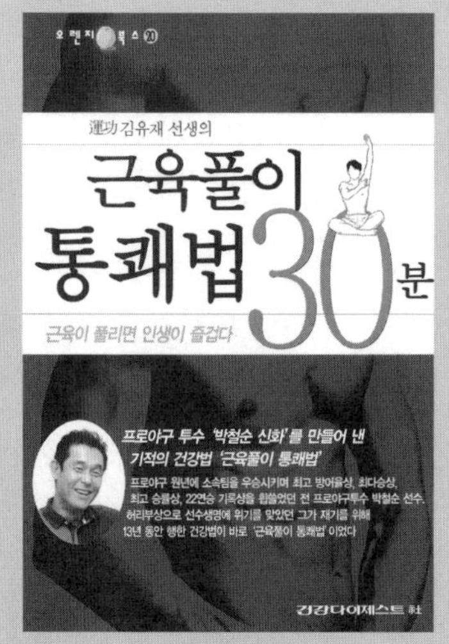

⑳ 근육풀이 통쾌법 30분
김유재 저/9,000원

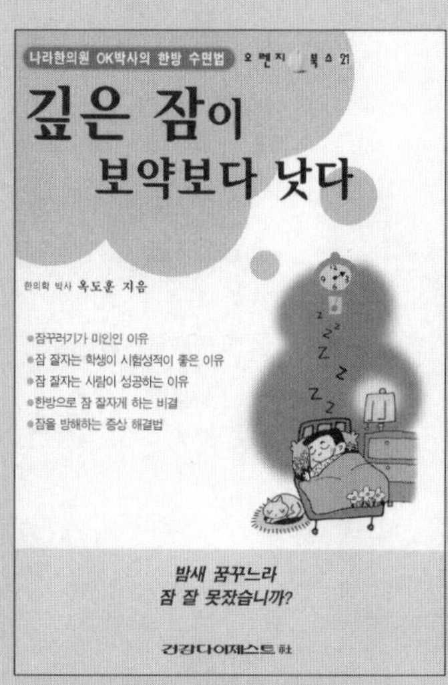

㉑ 깊은 잠이 보약보다 낫다
옥도훈 저/9,000원

문의: 건강다이제스트 판매사업부 (02)702-6333 홈페이지 : www.kunkang.co.kr

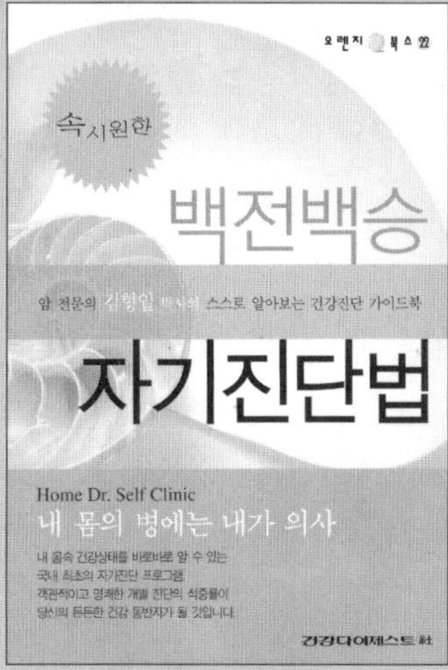

㉒ 속시원한 백전백승 자기진단법
김형일 저/
10,000원

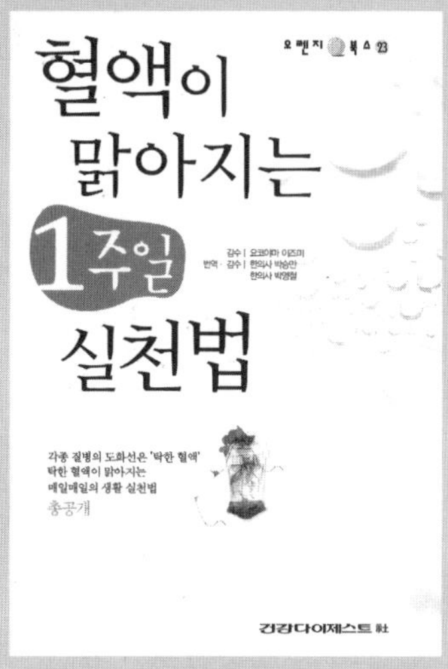

㉓ 혈액이 맑아지는 1주일 실천법
박승만 · 박영철 공저/9,000원

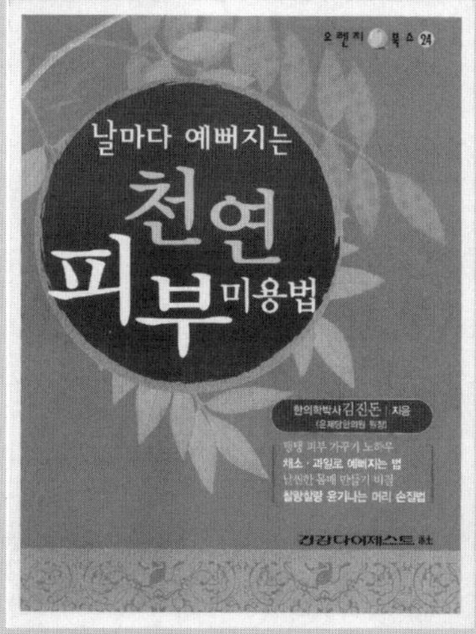

㉕ 날마다 예뻐지는 천연피부 미용법
김진돈 저/9,000원

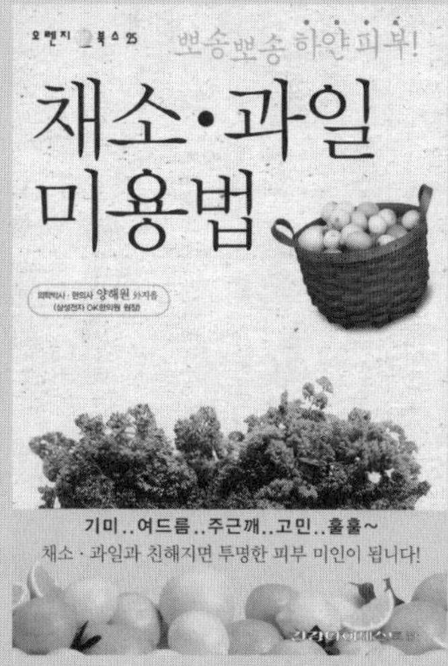

㉖ 채소 · 과일 미용법
양해원外 저/9,000원

고정관념을 깨면

암은 **정복**된다

저자 / 이승혁

1판 1쇄 인쇄 / 2004년 2월 25일
1판 1쇄 발행 / 2004년 3월 1일

발행처 / 건강다이제스트사
발행인 / 김 용 익

출판등록 / 1996. 9. 9
등록번호 / 03 - 935호
주소 / 서울특별시 용산구 효창동 5-3호 대신 B/D(우편번호 140-896)
전화 / (02) 702 - 6333 팩시밀리 / (02) 702 - 6334

○ 이 책의 판권은 건강다이제스트에 있습니다.
○ 본사의 허락없이 임의로 이 책의 일부 또는 전체를 복사하거나
전재하는 등의 저작권 침해행위를 금합니다.
○ 잘못된 책은 바꾸어 드립니다.
○ 저자와의 협의하에 인지는 생략합니다.

값 9,000 원
ISBN 89 - 7587 - 036 - 7 03510